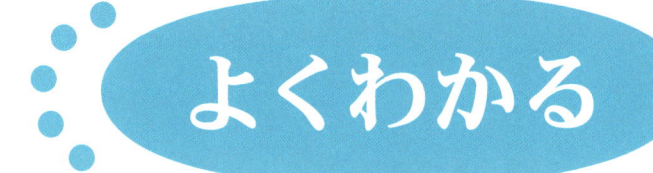

よくわかる
失語症
ことばの攻略本
ことば体操編

朗読家
ＴＶナレーター / フリーアナウンサー
言語ボイストレーナー

沼尾 ひろ子

エスコアール

Profile　沼尾ひろ子　Hiroko Numao

- 朗読家
- ＴＶナレーター / フリーアナウンサー
- 言語ボイストレーナー
- 世界脳卒中機構日本パーソナリティー
- NPO法人 脳梗塞患者と失語症者の自立支援の会　代表理事
- 農水省　農業女子プロジェクトサポーター

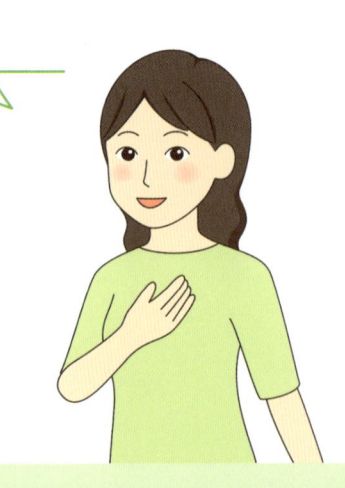

民放アナウンサーを経てフリーに。TBS「ひるおび！」のナレーション他、文化放送「吉田照美のやる気MANMAN」等情報生番組を三十数年に渡り担当。ニュース、ドキュメント、バラエティなどのあらゆるジャンルをこなし、生放送に対応ができるナレーターとして活躍。2006年突然脳梗塞に見舞われ失語症となったが既存のリハビリの他、アナウンススキルを活かした独自のリハビリを経て放送業界に復帰。復帰の最大のきっかけとなった「フランダースの犬」の朗読と自らの体験談の語りべとして脳梗塞（失語症）についてひろく伝える活動を行う。

私、失語症でした

　しゃべることが大好きで、何でも知りたくて、知りたいと思うとじっとしていられなくて、そんな私がアナウンサーという職業を選んだのは、「言葉」で多くの人に伝えたかったからに他なりません。その中でも情報生番組のナレーションは特にスキルを生かせた仕事でした。新しい情報を正しい言葉で正確に伝えるVTRのアンカーの役目を担っていると自負し、自分で選択した職業ですから大変とかつらいと思ったことは一度もありませんでした。それよりも『瞬時に渡された原稿を読む生番組』を作りあげる一員であることに自信と誇りを持って毎日を過ごしていました。そんなある日突然、脳梗塞を発症。目が覚めた私を待っていたのは、失語症でした。自分の名前すらわからなかったのです。全く自分の意志と反するところで人生の舵は切られ、自信は粉々に打ち砕かれました。私は自分が馬鹿になってしまったと思いました。私は他の人には意味がわからないことを話しているのかもしれない。自分自身が信じられないという深い絶望の闇に突き落とされました。

　取り巻く世界はぼんやりとし、周りが何を言っているのかよくわからない。雑誌や新聞の文字が頭に入ってこない。当然、文を声に出して読むこともできませんでした。テレビを観てもわからないし、メールも打てない。何か伝えたくても、言葉が浮かんでこない。私は、突然独りぼっちになってしまいました。これからどうやって生きていけばいいのか全くわかりませんでした。もう大好きな仕事はできないんだとわかっていながら、認めたくない自分もいる。そんなつらい気持ちを訴えることもできず、みじめで、行き先もなく真っ暗闇の海を漂うような日々でした。

　リハビリはさらに駄目な自分を再認識させられる場でもありました。こんなこともわからないのか、こんなこともできないのかと。だから、一度全部やめてしまいました。

　そんな私が変わったのは、自分の人生は誰も変わってくれない、自分で背負っていくしかないんだと覚悟を決めてからでした。その人生を歩いていくと決意してから、生活の全てがリハビリになりました。

　それまで、言語が理解できないこと、理解するまでに途方もない時間がかかることがつらくて現実から目を背けていたのですが、脳の中の情報処理を積極的に体験することで、前向きにとらえることができるようになりました。どういうことかというと、例えば文章を読むとき、まず文字という視覚からの情報を言葉の意味に変換し、そこからこう読むのだなと理解、そこでイントネーション、アクセントが生まれ正しい発話となります。そのようなことをひとつひとつ積み重ねていき、それには時間がかかるのだと自分自身に言い

聞かせるようにしました。仕事上、瞬時にその全てを行っていたのですからそのもどかしさは言葉では言い表せません。でも、私は様々な方法でタイムラグを短縮する努力を重ねました。読むこと、声に出すこと、滑舌、表現、全て自分の脳と向き合い、脳に問いかけ繰り返し行いました。そして、ついに生放送の現場に復帰を果たしたのです。

　今、失語症だった私が培った言語トレーニングを教室で教えています。身をもって経験したからこそ、メンタルサポートも同時に行いながら、仕事に就きたい人、復帰した職場で自信をもって働きたい人に様々なカリキュラムを実践しています。

　一番大切なのはすぐにできなくても諦めない心。言葉のリハビリを信じて、やめないこと。脳の中ははかりしれない可能性を秘めているのですから。そして、楽しく行うこと。まっ、いいか、と笑い飛ばすことも大事！

　「言語」は生命体の中でも人間が獲得した宝物。音のことだけではありません。ジェスチャーや絵など「伝える」術はたくさんあります。人間はコミュニケーションなくして生きることは不可能です。「伝える」こと「伝わる」こと、真のコミュニケーションを築くことが私の人生のテーマとなりました。失語症に負けないでほしいです。失語症に勝って、自分の人生を自分らしく生きていきましょう。

　この本は、失語症の方ご本人のご自宅での発声練習に、またご家族の失語症への理解が深まるようにわかりやすく説明しました。コミュニケーションの参考になりますように。

沼尾ひろ子

この本の特徴

　ある程度、日常会話ができるまで回復し次の目標として仕事に就くために、または、職場でよりよいコミュニケーション環境を構築するために、自信をもって会話がしたい、はっきりとした言葉で話がしたいと思っている方のための言語発声練習のテキストです。実践で役立つように日常コミュニケーションをベースにしたロールプレイングで発声練習ができること、また、呼吸法で発声するための基礎を作るとともに、精神的に安定した状態をコントロールできるようになることを目的としています。一般の滑舌トレーニングとは違った視点で、言語化しようとする意志の指令や文字の視覚情報処理と様々な運動機能の連動、イマジネーションの言語化を訓練できることが特徴です。

　言葉のリハビリは毎日続けること＝継続することがとても大切です。でも、一人で行うのはなかなか大変です。難しいし、つらいし、面倒だし。根気と強い意志、忍耐も必要です。

　そこでこの本は、私が実際に自分で行った言語訓練を元に教室で教えている顔の体操などを、家で楽しくできるようにまとめました。顔の体操は、力強い声、はっきりした声、しっかりした声を出すために行うものです。体操を通して、明瞭な発音に大切な口の形、唇の動きを身につけていってください。

　この「ことば体操編」はイラストを見ながら進められるようになっています。それぞれの体操にはイメージしやすいように名前をつけました。

　毎日少しずつ行ってください。全部を行う必要はありません。たくさん練習したからといって早く治る、元通りになるというわけではありません。今日はこの体操とこの発声というように選んで練習するといいでしょう。

目次

私、失語症でした ……………………………………………………………… 3
この本の特徴 …………………………………………………………………… 5

失語症を知って攻略　9

- 失語症って? ………………………………………………………………… 10
- 言葉って? …………………………………………………………………… 11
- 言葉のリハビリって? ……………………………………………………… 12
- 認知症と失語症の違い ……………………………………………………… 13
- 失語症の症例 ………………………………………………………………… 14
  - 1「話す」が困難：言いたい言葉が出てきません ……………………… 14
  - 2「聞く」が困難：人の話が聞き取れません …………………………… 16
  - 3「読む」が困難：文字がわかりません ………………………………… 17
  - 4「書く」が困難：文字が書けません …………………………………… 17
- ご家族のみなさんへ ………………………………………………………… 18
- さぁ、それでは始めましょう ……………………………………………… 18

1 準備体操で攻略　19

準備体操　プラス1センチ伸び伸び体操 ……………………………………… 20
首周りの準備体操1　鶴のように首を伸ばす体操 …………………………… 22
首周りの準備体操2　ハテナ体操 ……………………………………………… 24
体幹を作りましょう　丹田ビーム ……………………………………………… 26

2 呼吸の体操で攻略　27

- 呼吸のしかたで発声が変わる！ …………………………………………… 28
- 胸式呼吸 ……………………………………………………………………… 29

胸式呼吸1　ハの字体操 ………………………………………………………… 30
胸式呼吸2　天使のはね体操 …………………………………………………… 31

🔵 腹式呼吸		32
腹式呼吸	ガイコツ体操	34
🔵 努力呼吸		35
努力呼吸	風船体操	36
楽しく練習 1	ポンポコたぬき	38
楽しく練習 2	パドルサーフィン体操	40
楽しく練習 3	仰向けになって腹式呼吸	42

3 変顔体操で攻略　43

変顔体操 1	目パチ	44
変顔体操 2	鼻の下伸ばし	46
変顔体操 3	笑うチンパンジー	47
変顔体操 4	おどけるチンパンジー	48
変顔体操 5	タコの口	50
変顔体操 6	あっかんべー	52
変顔体操 7	のの字	54
変顔体操 8	怒ったフグ	55
変顔体操 9	スプーン運動	56
変顔体操 10	割り箸運動	58

4 口の形の体操で攻略　59

あいうえお体操	あ	パパぁ♥！	60
あいうえお体操	い	カワイイ〜！	62
あいうえお体操	う	アイ　ラブ　ユー	64
あいうえお体操	え	え〜?!　ねっ　お嬢様風	65
あいうえお体操	お	フクロウ、ホーホー	66
「いえあ」でチェック！			68

5 大声発声で攻略　　　　　　　　　　　　　　　　69

蝉になって鳴いてみましょう！ 70
大声発声練習1　口の形「あおいさん」 71
基本姿勢　「あおいさん」 72
大声発声練習2　目の前の「あおいさん」 73
大声発声練習3　部屋に入ってきた「あおいさん」 74
大声発声練習4　玄関にいる「あおいさん」 75
大声発声練習5　道の角に立っている「あおいさん」 76
大声発声練習6　「あおいさん」と山登り 77
大声発声練習7　忘れ物をした「あおいさん」 78
小声発声練習　図書館の「あおいさん」 79
ペアで発声練習1　男同士ペア 80
ペアで発声練習2　女同士ペア 81
ペアで発声練習3　男女ペア 82
動作も一緒に思い切り発声1　　p音 84
動作も一緒に思い切り発声2　　k音 86
動作も一緒に思い切り発声3　　m音 88
動作も一緒に思い切り発声4　　f音 90

6 音楽で攻略　　　　　　　　　　　　　　　　　93

鍵盤ハーモニカでドレミ♪ 94

🔵　文献一覧 97

失語症を知って攻略

失語症って？

　失語症って、しゃべれなくなってしまうこと？

　少し違います。話し言葉だけではありません。他の人の話を聞いたり、思ったことを口にしたり、文字を読んだり書いたりすることが上手くできなくなります。脳の中の言語変換機能が脳梗塞や交通事故などの外部損傷によって障害され、今まで何不自由なくできていた日常会話が突然難しくなります。例えて言うなら東西南北、天も地もわからない砂漠の真ん中にぽつんと独りで立っている状態。寒い、暑いといった感覚や感情があったとしても、それを表現する術がないのです。もしそこに誰かがいて、「暑いね」と声をかけたとしても、それはただの音に過ぎません。

　長年一緒にいて何でも話し合ってきたパートナーが何を言っているのかよくわかりません。一緒に映画を観てもスクリーンに映し出されているのはただの映像で意味をなしません。だから、面白いのか面白くないのかわかりません。

　言葉を聞いて理解する。思ったことを言葉にする。文字を読んで理解する。文字を書いて表現する。「聞く」「話す」「読む」「書く」それらが困難になることが失語症です。

　また、家族も突然のことに困惑します。当人とどう向き合えばいいのかわからず様々な誤解が生じます。家庭内の相談ごとができず孤独に陥ります。お互いにコミュニケーションができなくなってしまいます。

　このように、あまりにも失うものが大きいのが失語症です。

　大切なのは、伝えたいことを伝えることができるようになること。本人も家族も、独りぼっちにならないこと。伝達方法を駆使して日常コミュニケーションを豊かにしていきましょう。

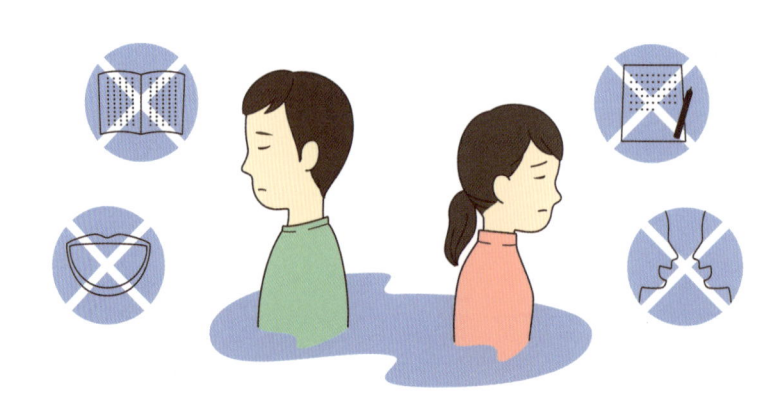

言葉って？

　そもそも言葉とは何でしょう。

　私たちは事象に名称をつけ言葉によって進化してきました。集団で生きていくためには言葉は絶対に必要でした。言葉を通して意志の疎通をはかり、物事を決めてきました。自分以外の人を理解する。自分を理解してもらう。これがコミュニケーションの基本です。

　私たちは言葉なしで、自分以外の全ての人、物と関わりを持たずに一人で生きていけるでしょうか。また、息をしているだけで生きる価値を見出せるでしょうか。

　言葉の果たす役割は計り知れないほど大きいのです。

　生きている世界を意味のあるものにするために、人間が人間として存在するために言葉はなくてはならないのです。

※ここでいう言葉とは、口から発する言葉のことだけではありません。
　文字も含まれます。名称、行動、感情、それらを表す全ての言語です。絵、表情、
　行動も広く伝達の手段になります。

🔸 言葉のリハビリって？

　一般の方は「言葉を忘れる」というイメージを持つ方が多く、だから言葉を思い出すことがリハビリと思いがちですがそれは少し違います。脳の中で言葉がなくなったのかというとそうではありません。名称が思い出せない健忘性失語も、忘れたのでなく、名称と音声としての言葉のマッチングが上手くできない状態なのです。私たちは言葉を聞いて理解するとき、また、思いを相手に伝えるとき、脳の中で瞬時に複雑な情報処理を行っています。

　言葉のリハビリテーションは不具合が生じているその情報処理システムに様々な刺激を与えたり、アプローチを試みていきます。別のシステムを構築していくという言い方もできると思います。それは、例えて言うなら損傷を受けた回路を迂回して新たな通路を開通させるイメージといえるかもしれません。ですから、言葉のリハビリテーションはコツコツと休まず継続することがとても大切なのです。

　言葉のリハビリテーションには様々なアプローチがあり、それは失語症の多岐にわたる症状と関係しています。

　大まかには「話す」「聞く」「読む」「書く」という4つの困難が挙げられますが、それぞれにはまた異なった症状があります。言葉が出ないといっても発声はできているのか、その発声には意味が無いのか、発声が弱々しいのか、日常会話がままならないのか、など一括りにはできません。

　抱えている課題を明確にして目的に沿ったリハビリを行いましょう。

「脳卒中における失語症では、運動麻痺と比べて回復が長期にわたって持続することが多い。つまり、脳卒中発症後複数年が経過した患者であっても、適切なリハを施行することで言語機能の回復が得られる可能性があると考えている」

引用：「脳卒中後遺症に対するrTMS治療とリハビリテーション」
東京慈恵会医科大学リハビリテーション医学講座主任教授
安保雅博　角田亘

認知症と失語症の違い

失語症は認知症と間違われやすいので、ここでその違いを説明します。

認知症は・・・

一度獲得された脳の機能全体が低下します。時間や場所、人の認識が難しく、判断力や記憶も曖昧です。

外出して自分がどこにいるのかわからなくなり家に帰れず道に迷ったりしてしまいます。

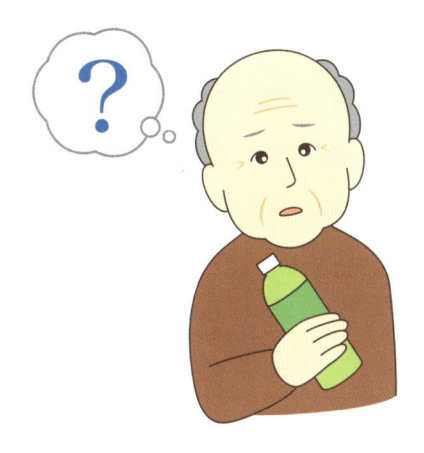

失語症は・・・

人や場所、時間は認識しています。記憶もはっきりしています。知的レベルの低下ではなく、言葉という伝達機能だけが障害を受けています。朝、何を食べましたか？　と聞かれてもしっかり記憶しています。それを伝える手段が曖昧になってしまっているのです。

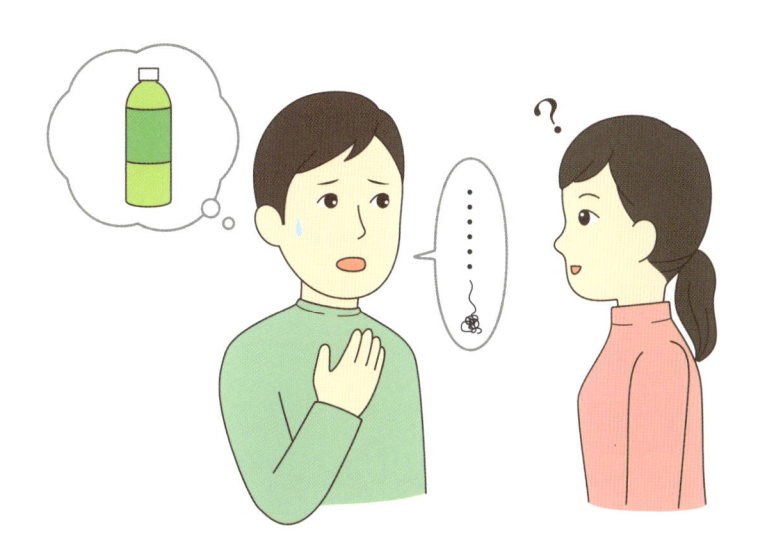

失語症の症例

　失語症には様々な症状があります。中には、一見わかりにくいものも……。言葉を耳から聞いたり、文を読んだりすることで外部からそれらの情報を脳の中に取り入れ、また脳から外へ出すこと＝思いを伝えること、言葉を発すること、文を書くことが困難になるのが失語症です。

　失語症になると、様々なことが起こります。

1「話す」が困難：言いたい言葉が出てきません

　今まで何不自由なく普通に会話できていたのに、気持ちや考えを伝えることが難しくなります。流暢に話しているようで全く意味をなさない場合もあります。

① 言葉が出かかっているのですが、全く浮かんできません。
　「う〜ん……」※通常の"ど忘れ"より頻度が圧倒的に高いです。
ポイント！ 少し待ちながら、「○○のこと？」と言いたいと思われることを引き出してあげましょう。

② 聞いたこともない、実在しない単語が出てきます。
例：「あぴなんと」「えもにもら」「さみよてに」など

③ 自分ではわかっている名称が、言葉に出すと全く意図していない名称になってしまいます。
例： キュウリを見ながら、（キュウリとわかっていて）「そこのトマトとって」
ポイント！「はい、キュウリね」と会話の中で自然に訂正してあげましょう。

④ 意味不明なことばかり話します。話し方は流暢ですが、意味は全く不明です。
例： トトカヤキ　ミカカト　トットキ……

⑤ 限られた言葉だけ話せます。
例： なるほど　どうも　だいじょぶ

⑥ 聞いた言葉だけ復唱してしまいます。

例：「調子はどうですか？」「チョウシハドウデスカ？」
　　※意味の理解はしていません。

⑦ 話に抑揚がありません。

例：速度がゆっくりになり、力がなく一本調子になってしまいます。

⑧ 発音が上手くできません。

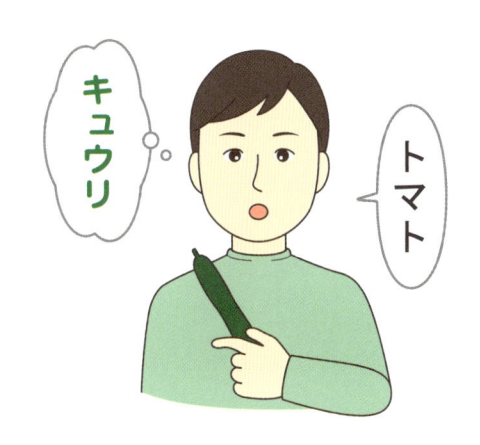

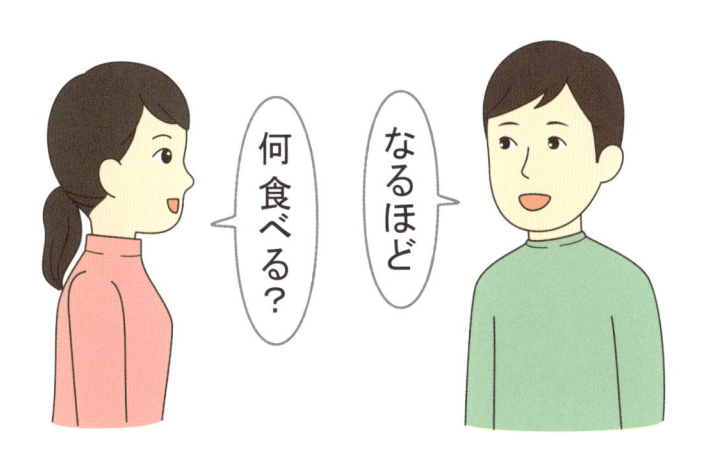

2 「聞く」が困難：人の話が聞き取れません

全く勉強したことのない外国語のように聞こえます。隣の教室で先生が何か言っているような感じです。

① 何か言っていることが聞こえてはいるのですが、何を言っているのかわかりません。
　（音韻と意味の不一致）

例： イヌ ≠ 犬　/　イス ≠ 椅子　/　ゴハン ≠ ご飯

　　※うん、うんと頷いていても理解はしていないことがあります。

ポイント！ 絵やイラスト、ジェスチャーを交えながら会話してみましょう。

② 聞いた言葉を覚えられません。（復唱できません）

例： 聞いた通りに繰り返して言ってくださいと言われても復唱できません。

③ 長い言葉がわかりません。

例： 挨拶や短い言葉はわかりますが、話がとんだり、文節が長くなると理解が難しいです。
　　　○いいお天気ですね。
　　　×隣の奥さんがよもぎもちを作って10個も持ってきてくれたんですが、多すぎて食べきれなくて、私は2つだけ食べて、あとは原田さんの奥さんにお裾分けしたら、とても喜んでくれて・・・？・？？？？？
　　　※たとえゆっくり話したとしても内容はわかりません。

ポイント！ なるべく短い言葉で話しかけましょう。

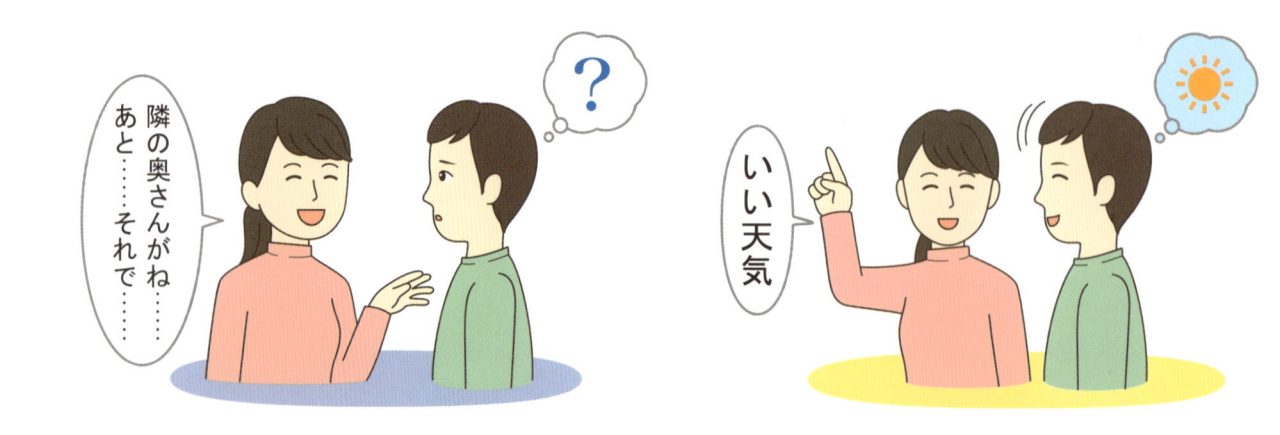

3「読む」が困難：文字がわかりません

① 平仮名だけで書いてある文章は意味の理解ができません。
例：はなよ／めさん／のき／もの　　しんぶ／んにか／いて／あるき／じ

② 漢字の方が理解はしやすいです。
　　漢字は表意文字のため、イメージしやすく正確に声に出して読めなくてもなんとなく意味理解はしやすいです。
例：花嫁さんの着物　　新聞に書いてある記事

③ 声に出して読むことが難しいです。（音読）
ポイント！漢字に平仮名でふりがなをふってみましょう。

4「書く」が困難：文字が書けません

① 漢字を間違って書いてしまいます。

② 文章を組み立てられません。
　　手紙や日記が書けません．。
例：きのうの夜、あねが地下にひるごはんになった。

③ 聞いたことを文字で書けません。
　　メモがとれません。

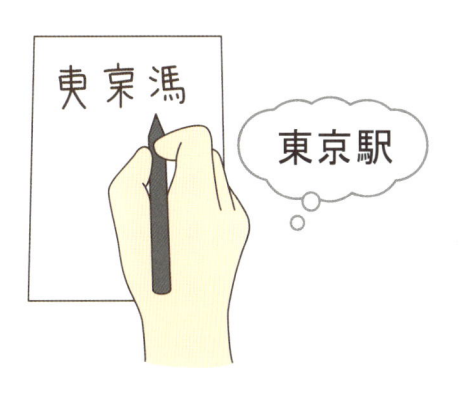

その他
・メールが打てません。
　　書きたい文章はあるのに、文字の配列がわかりません。
・買い物するとき小銭の出し方にとまどいます。
・数字がわかりません。

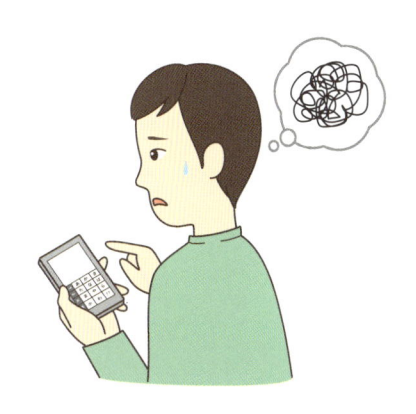

ご家族のみなさんへ

　ご理解いただけたでしょうか？　失語症は決して積み上げてきた知識が失われたのではありません。知識も思考もそのままでコミュニケーションの意志はしっかりあるのに、言語変換の機能が障害を受けたために会話がままならなくなったのです。認知症とも違います。だから、話しかけるときには幼児言葉を使ってはいけません。そんな風に話しかけられると自尊心がとても傷つきます。今までご本人が社会で使ってきた言葉で話しかけてください。

さぁ、それでは始めましょう

準備はいいですか？
といっても、そんなに気張らなくて大丈夫です。
楽しく、笑いながら攻略していきましょう。

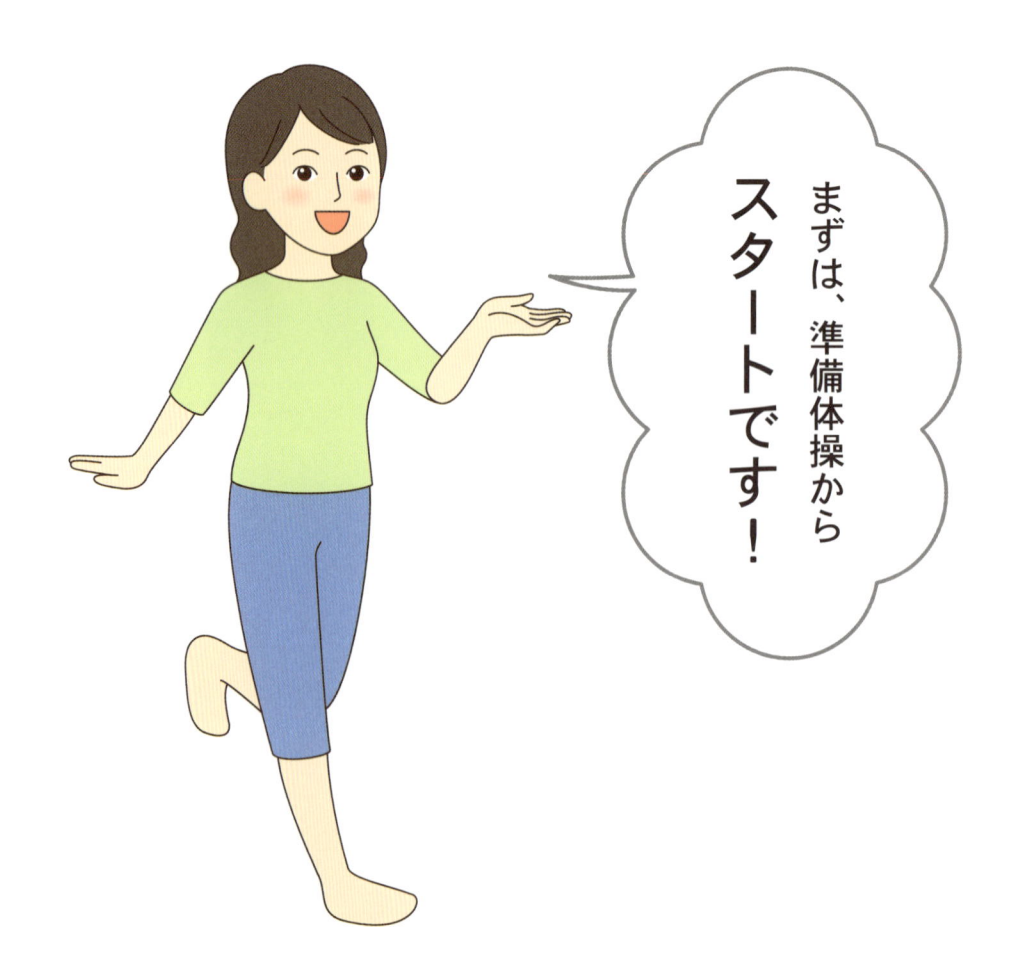

> まずは、準備体操からスタートです！

① 準備体操で攻略

しっかりした声を出すための身体作りから始めましょう。
どんなスポーツ選手も急に本番で力を発揮することができません。
必ず準備体操を行います。
声も同じです。しっかりした声を出すために、身体の緊張を解いていきましょう。

| 準備体操 | プラス1センチ伸び伸び体操 |

呼吸と一緒に身体を伸ばしてほぐします。

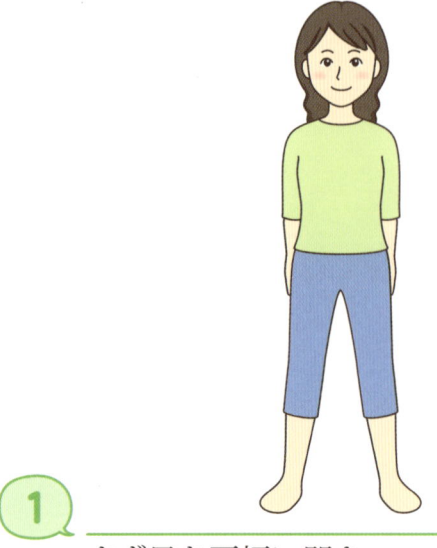

1
まず足を肩幅に開き、
リラックスして立ってください。

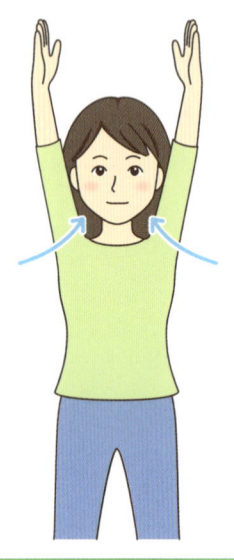

2
鼻から息を吸いながら腕をまっすぐ上に伸ばします。

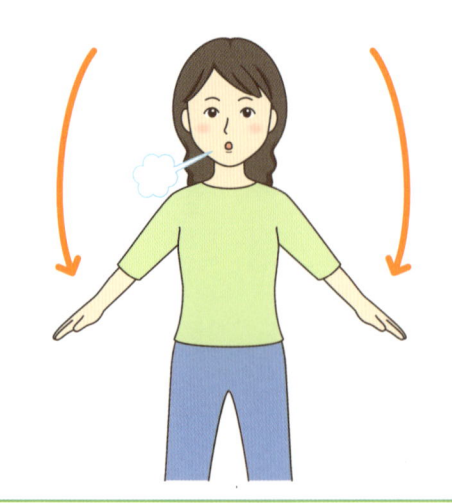

3
口から息を吐きながら腕を下ろします。

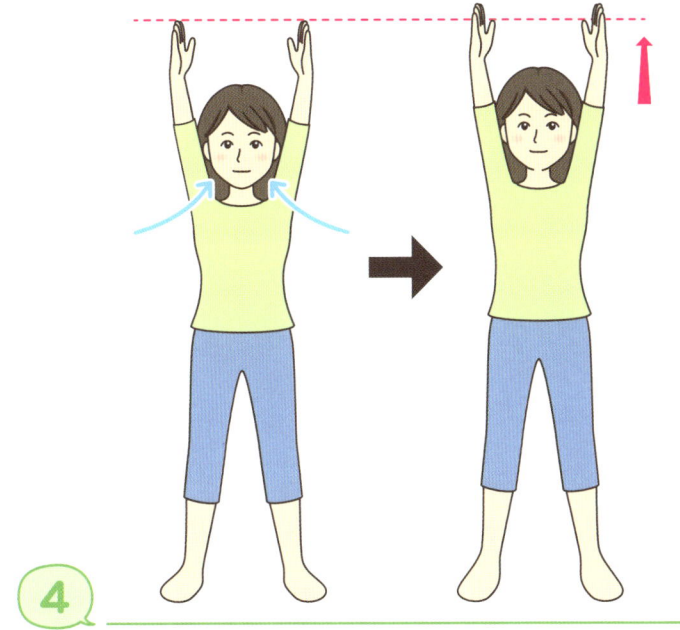

④ 鼻から息を吸いながら腕をまっすぐ上に伸ばしたら、さらに1センチ伸ばします。

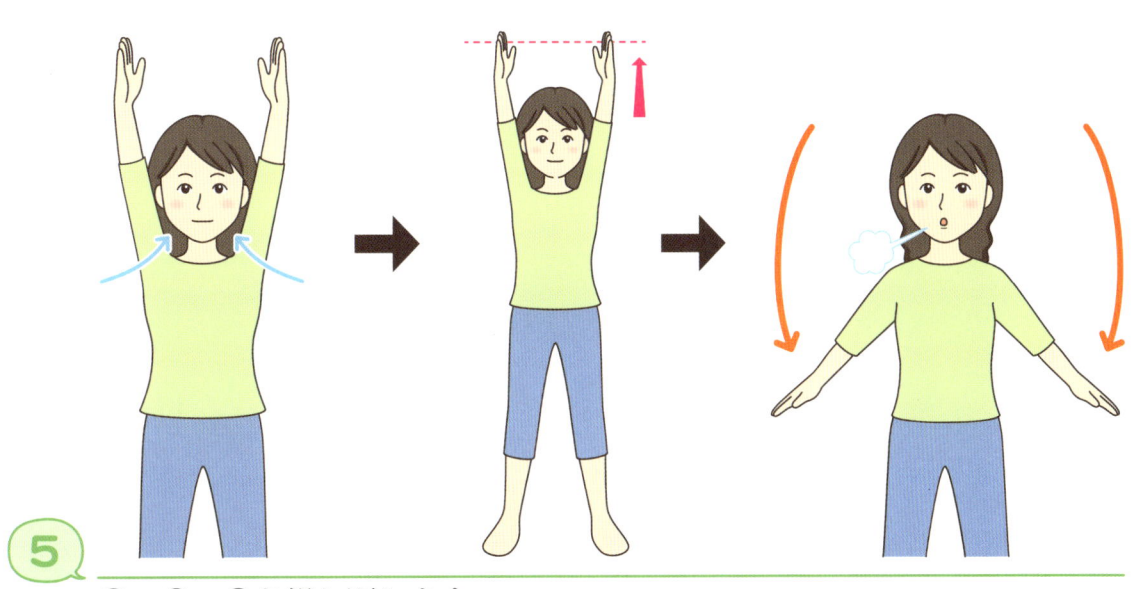

⑤ ②、④、③を繰り返します。

ポイント！
腕がまっすぐ上がらない人は上がるところまででいいのでやってみましょう。

首周りの準備体操 1　　鶴のように首を伸ばす体操

首周りをほぐしていきましょう。まずは前後の運動です。
立って行うのが難しい方は、椅子に座っても構いません。

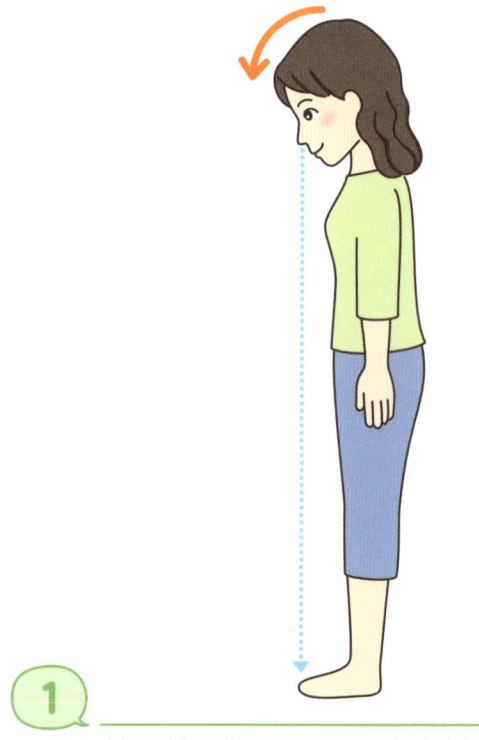

① 首を前に倒し、つま先を見ます。

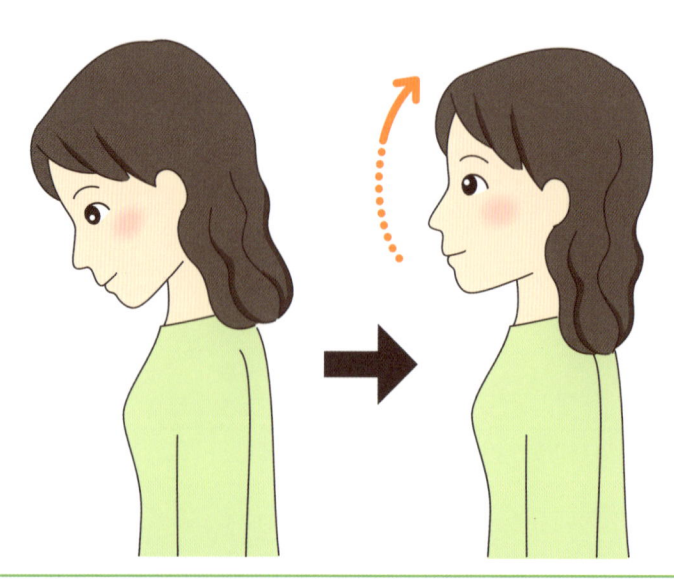

② 首のうしろがピ〜ンと張ったと感じたらゆっくり元に戻します。

22

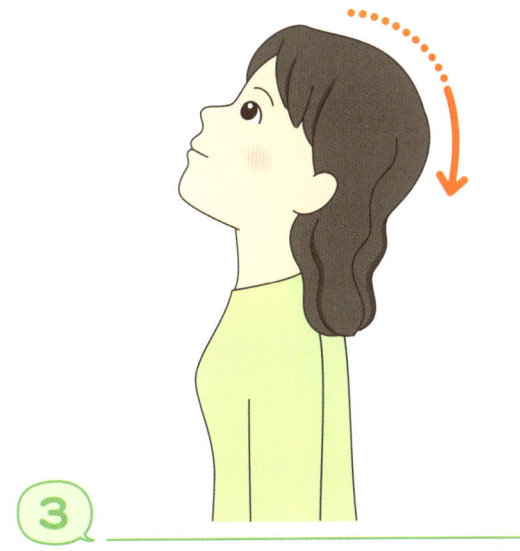

③ 首を後ろにゆっくり倒します。

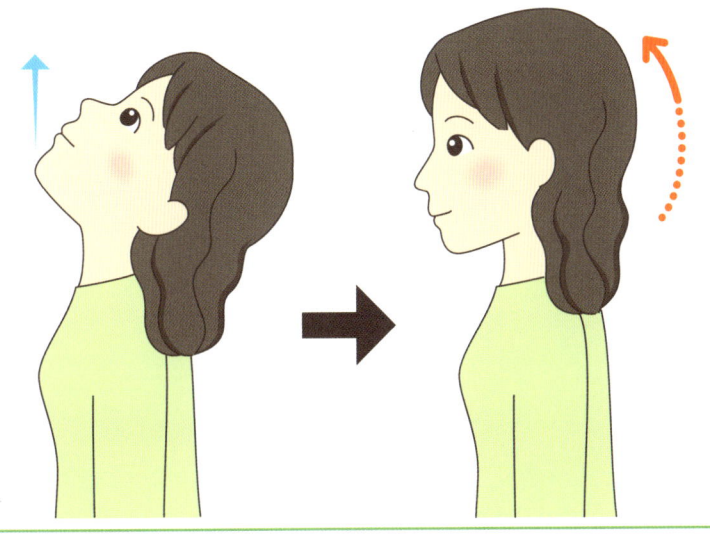

④ 顎を天井に突き刺すように上げ、首の前側がピ〜ンと張ったと感じたらゆっくり元に戻します。①〜④を３回繰り返します。

● 勢いよく続けて前後に倒すのではなく、首を戻したときに視線はまっすぐ前を見ます。視線を定める目標を決めておくといいでしょう。

アドバイス
人差し指で顎を押し、前後に倒す誘導をするとしっかり首筋が伸びます。

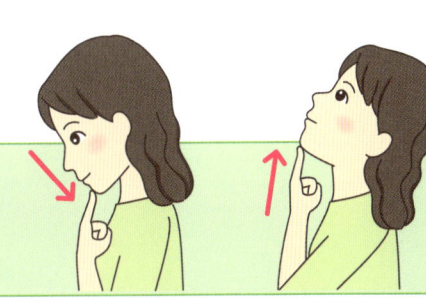

首周りの準備体操2　ハテナ体操

首の左右の運動です。
立って行うのが難しい方は、椅子に座っても構いません。

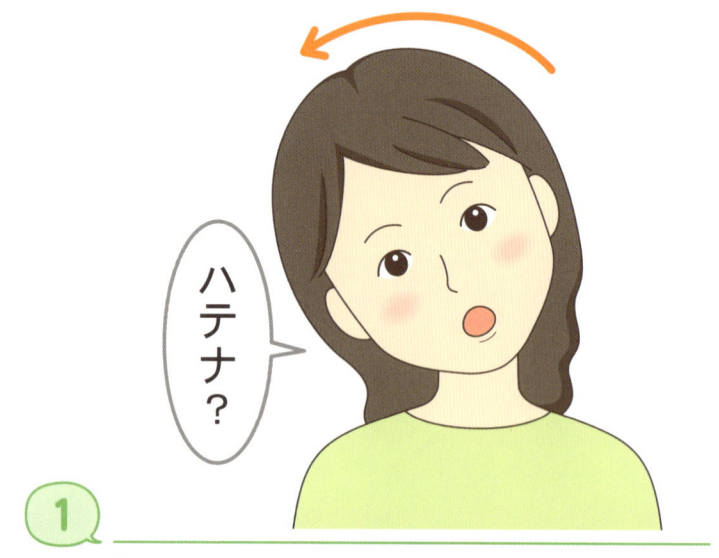

①
「ハテナ？」と言いながら首を右に傾けます。

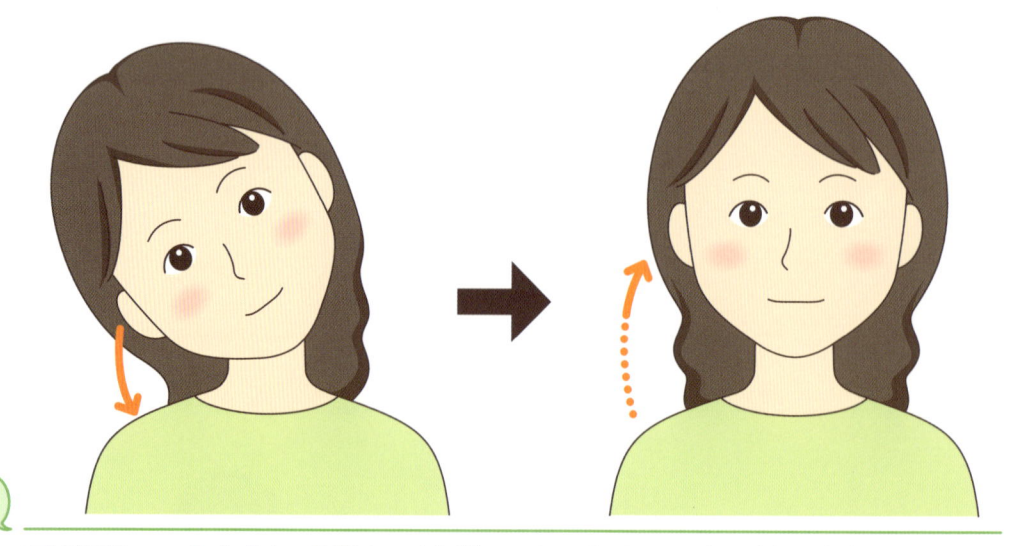

②
耳が肩につくように意識し（実際にはつきません）、首の左側がピ〜ン
と張ったと感じたらゆっくり元に戻します。

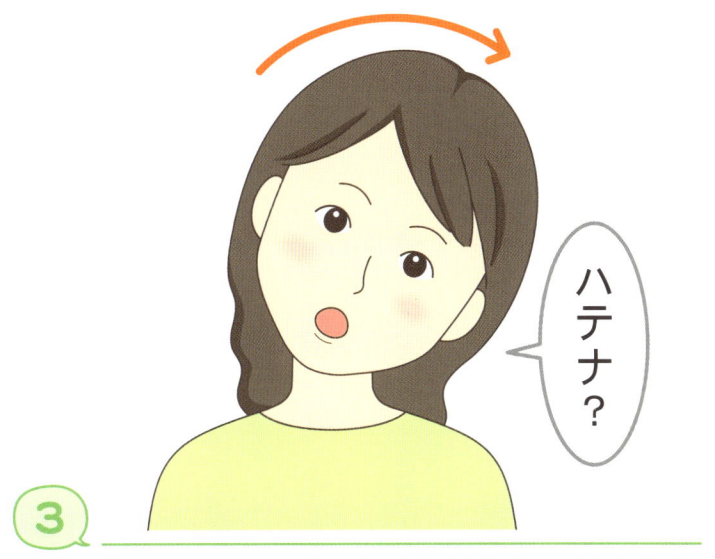

③
「ハテナ？」と言いながら首を左に傾けます。

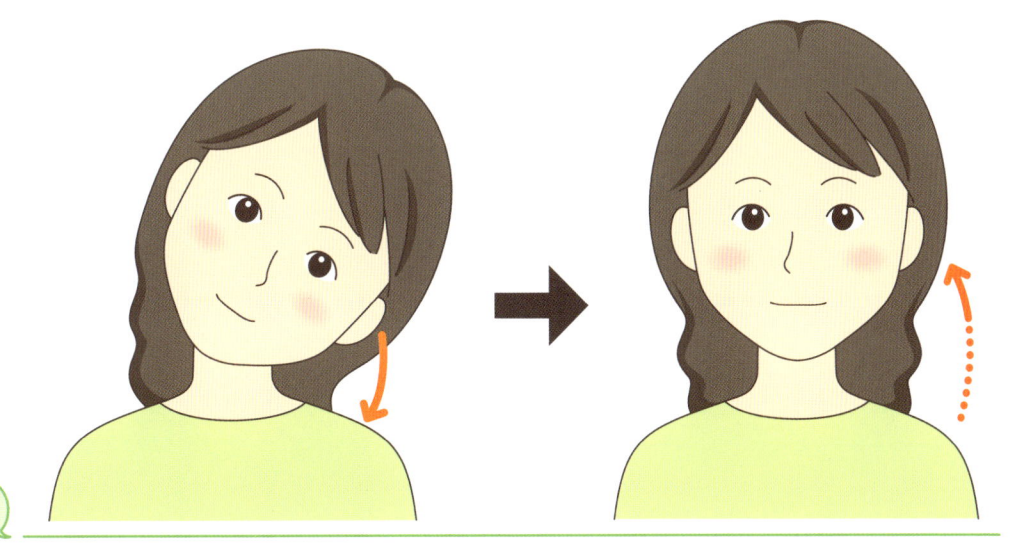

④
耳が肩につくように意識し（実際にはつきません）、首の右側がピ〜ン
と張った感じたらゆっくり元に戻します。
これを左右3回繰り返します。

ポイント！
勢いよく続けて左右に倒すのではなく、首を戻したときに視線はまっすぐ前を
見ます。視線を定める目標を決めておくといいでしょう。

体幹を作りましょう　丹田ビーム

体幹を意識する練習です。
足に力が入らない人でもおへその少し下＝丹田に意識を集中するとどっしりとかまえることができ、呼吸の練習がしやすくなります。

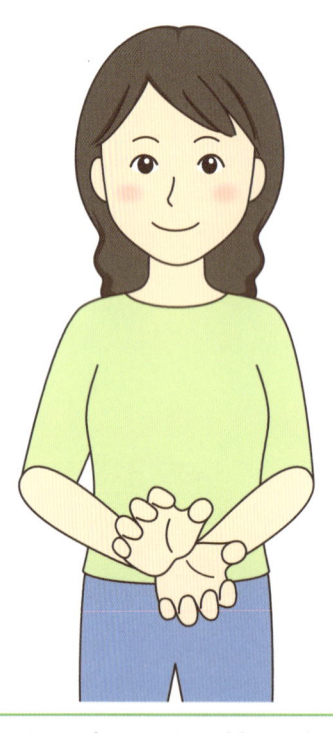

① おへその少し下の前に小さなボールを持った形をした両手を作ります。

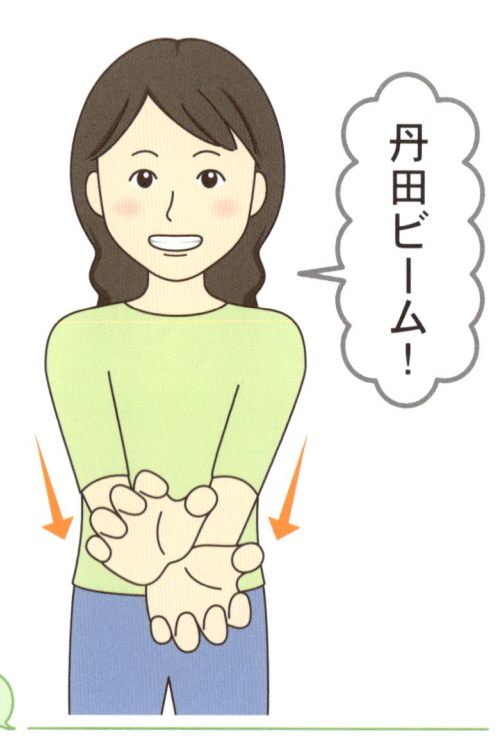

丹田ビーム！

② 「丹田ビーム！」と叫びながら両手を前に押し出します。

ポイント！

身体の中心はおへその少し下＝丹田。
おへその少し下からビーム＝光線が飛び出すイメージ。
椅子に座って行う場合も一緒です。このとき、背筋をピンと伸ばしてください。

呼吸の体操で攻略

　呼吸には、胸式呼吸、腹式呼吸、努力呼吸、胸腹式呼吸があります。
　それぞれの呼吸には特徴があります。その特徴を生かした呼吸体操を紹介します。
　呼吸を意識的に行って、しっかりした発声＝滑舌を身につける身体作りをしましょう。

🟦 呼吸のしかたで発声が変わる！

　私たちは呼吸をして生きています。赤ちゃんがこの世に生まれた瞬間息を吸い「おぎゃあ！」と泣いて発声。息を吐き出します。息を吸って息を吐く。この動作は休むことなく寿命を全うするまで絶え間なく行われます。誰に教わるでもなく生命体として遺伝子に組み込まれた営みが呼吸なのです。

　この本では「呼吸練習」を最も大事にしています。呼吸は声を出す基本だからです。

　声は声帯の振動で作られます。声帯の中央をしっかり振動させ、声帯を堅く締めつけることなくしっかりした声で発声するには呼吸が大切なのです。

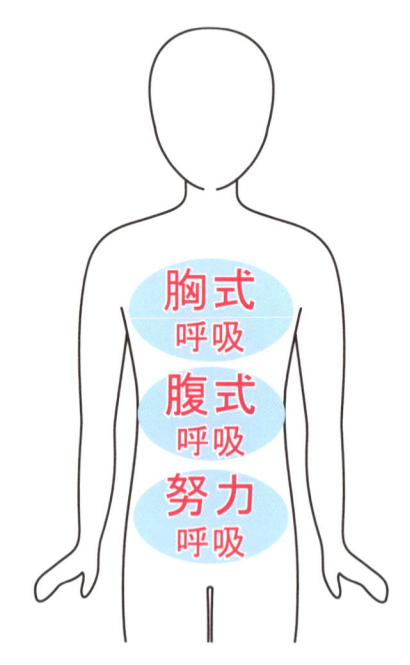

呼吸の種類	
胸式呼吸	主に肋間筋の働きで行われます。
腹式呼吸	主に横隔膜の働きで行われます。
努力呼吸	意識して息を強く吐く場合や運動時などの呼吸です。
胸腹式呼吸	胸式呼吸と腹式呼吸を併用した呼吸法。 私たちは通常この型で呼吸しています。

🔵 胸式呼吸

最初は、胸式呼吸の体操です。胸式呼吸の体操は２つあります。

身体の前側＝胸の上下、身体の裏側＝背中の広狭をしっかり動かしていきましょう。

胸式呼吸は浅い呼吸です。さあ、浅い呼吸からスタート！

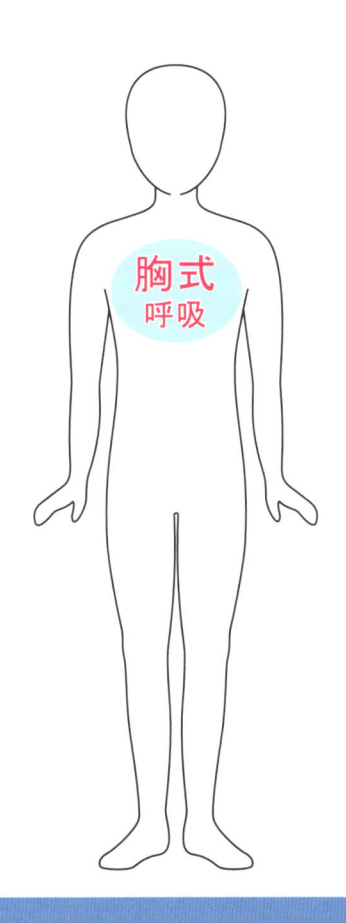

胸式呼吸とは

胸式呼吸は、肋骨についている肋間筋によって行われる呼吸法です。

胸式呼吸は肺に酸素を送り、二酸化炭素を吐き出す自然の状態の呼吸です。

普段は意識しませんが、ここではしっかり意識して呼吸しましょう。

胸式呼吸 1　ハの字体操

ハの字体操は、身体の前側、肋間筋を動かしていきます。
立って行うのが難しい方は、椅子に座っても構いません。

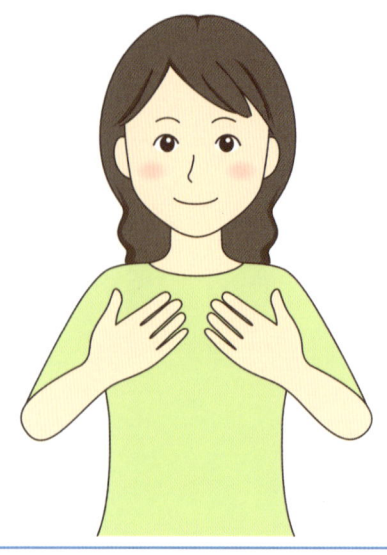

1
両手を広げてハの字に軽く胸（鎖骨の下）に当てて、普通に呼吸を2、3回します。

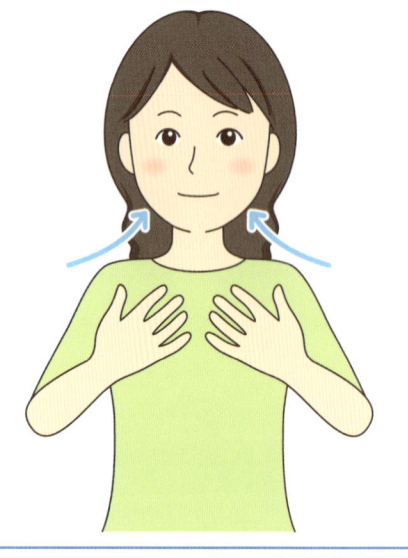

2
ハの字に当てた手の平が息を吸うと盛り上がることを意識します。

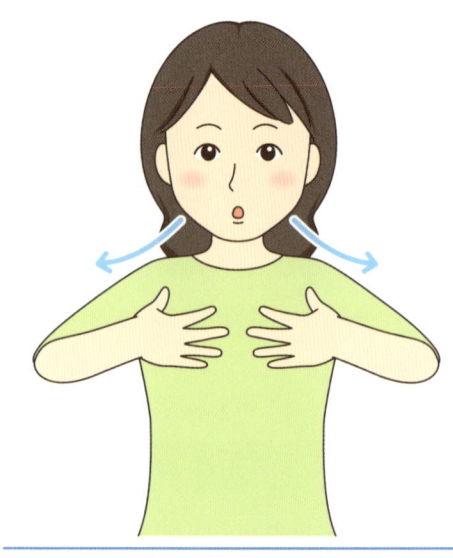

3
ハの字に当てた手の平が息を吐くと下がることを意識します。

● 両手をハの字にすることが難しい方は、手が上がる、または、指が開くところまででいいのでやってみましょう。

アドバイス
最初は、息を吐くとき手の平で軽く押してみてもいいでしょう。

胸式呼吸２　天使のはね体操

天使のはね体操は、肩甲骨をしっかり動かしていきます。両手の平はハの字で胸に置いたまま、背中に生えた天使のはねを意識して呼吸してみましょう。
立って行うのが難しい方は、椅子に座っても構いません。

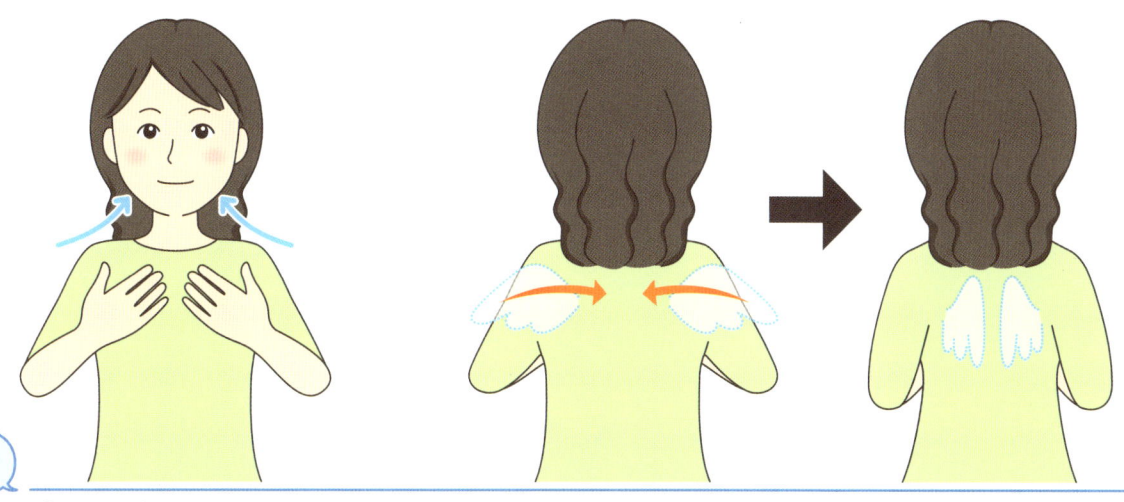

①
鼻から息を吸います。左右の肩甲骨に生えたはねが背骨に向かってくっつくイメージです。背中が小さくなります。

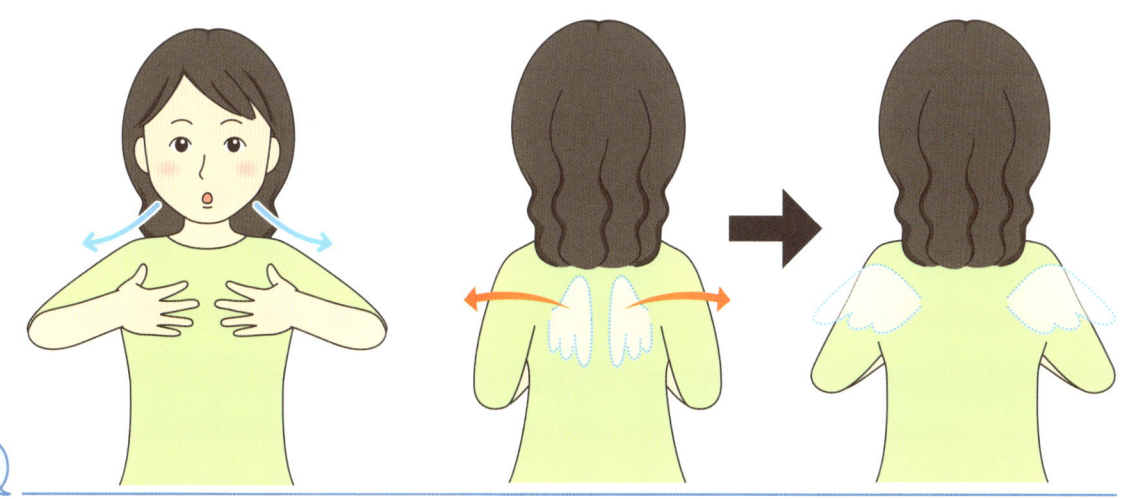

②
口から息を吐きます。左右の肩甲骨に生えたはねが両腕側に広がるイメージです。背中が大きくなります。これを数回繰り返します。

● 肘を後ろに引いたり、前に持ってくることが難しい方は、できる範囲でいいのでやってみましょう。

アドバイス
最初は、息を吸うとき肘を後ろに引くようにし、息を吐くとき肘を前にもってくるようにしてもいいでしょう。

🔵 腹式呼吸

次に腹式呼吸の体操をしてみましょう。

　腹式呼吸ができるようになると、横隔膜が胸式呼吸の２～３倍動くことになり、腹筋も鍛えられます。強い空気圧で息を長く出せるようになるため、大きな声や通る声が出しやすくなります。

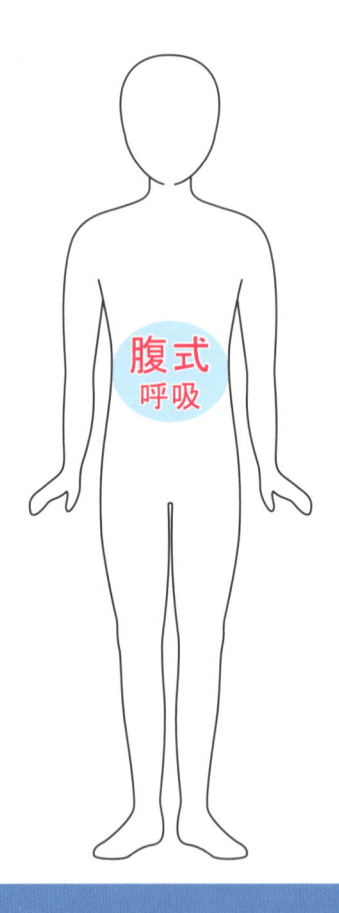

腹式呼吸とは
腹式呼吸は、横隔膜が収縮して上下運動することによって行われる呼吸です。

自信のない声から自信のある声へ

　緊張すると胸がドキドキして呼吸が浅くなりますね。緊張したときに働き出す交感神経も活発になります。

　ドキドキしたり緊張したりすると身体が硬直し、口の周りの表情筋もこわばってしまいます。

　いきなり声をかけられたり、初めての人と話すときに、いつにも増して言葉が出なかったりはっきり発音できなかったり、小さな声になってしまうのは当然なのです。

　腹式呼吸を行うと、脳波がリラックスした状態のときのα（アルファ）波やθ（シータ）波の波動になります。深く呼吸すると副交感神経の働きがスムーズになるためです。安定した自信のある声で話すためには腹式呼吸が大切なのです。腹式呼吸を練習すると腹筋も鍛えられます。

　腹筋から発する声は、土台がしっかりしているため、例え緊張するような場面でも影響されにくくなります。

　さあ、腹式呼吸の体操をしてみましょう。

腹式呼吸　ガイコツ体操

ガイコツになった自分をイメージします。肋骨を動かしてみましょう。
両手を肋骨のところに広げるのが難しい方は、手が上がる、または、指が開くところまででいいのでやってみましょう。
立って行うのが難しい方は、椅子に座っても構いません。

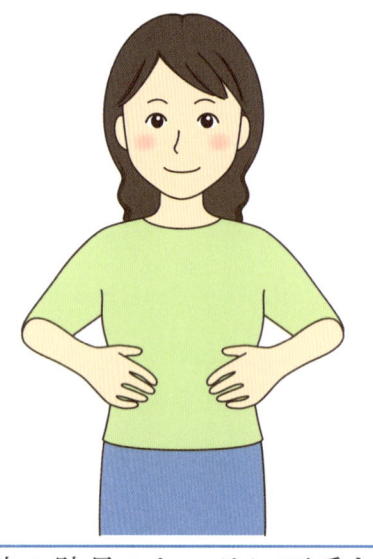

① 両脇の肋骨のところに両手を当てます。

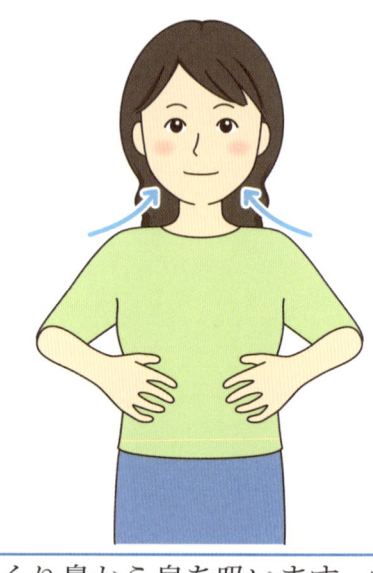

② ゆっくり鼻から息を吸います。すると、肋骨の内側にある横隔膜に空気が取り込まれ膨らみます。肋骨が広がることを手の平で感じ取りましょう。

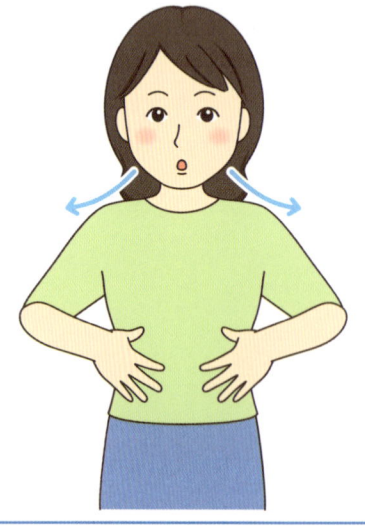

③ 口から息を吐ききります。すると、横隔膜が収縮します。手の平でしぼんだことを感じ取りましょう。
②、③を数回繰り返します。

豆知識
私たちは通常胸式呼吸と腹式呼吸の2つを併用して呼吸しています。深く息を吸ったり吐いたりすることで肺活量も増えていきます。

➕ 努力呼吸

さらに、下腹部に吸った息を落とし込みます。

深い呼吸で腹筋も鍛えましょう！

お腹の筋肉が収縮することで腹腔内の圧が上昇して横隔膜を押し上げるため、強い呼気につながります。

さあ、努力して下腹部を膨らませてみましょう！

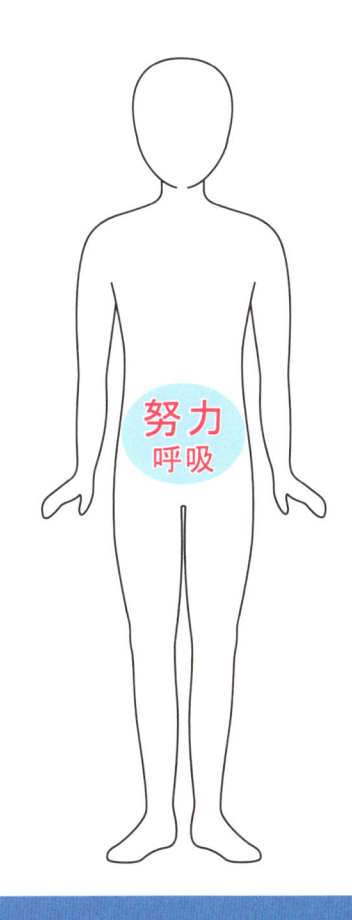

努力呼吸とは

意識して息を強く吐く場合や運動時など、腹直筋、内外腹斜筋、腹横筋などのお腹の筋肉を収縮させることで呼吸を手助けします。

努力呼吸　風船体操

風船体操は腹筋を使ってさらに深い呼吸をするための体操です。

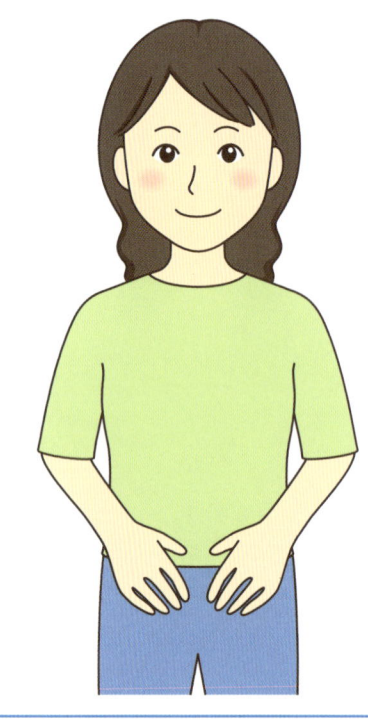

1 両手をお腹（おへその下）に当てます。

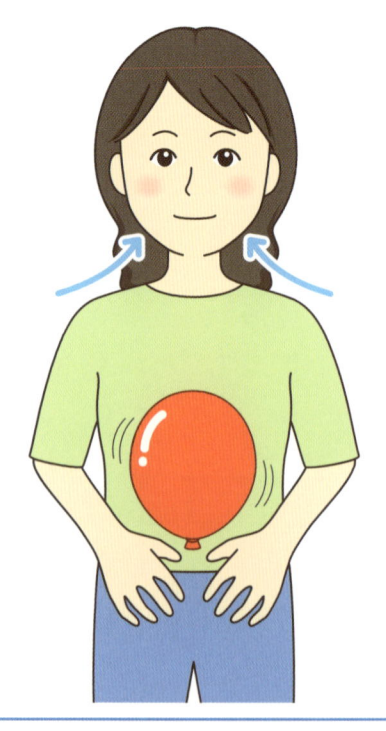

2 鼻から息を吸ってお腹を風船のように膨らませます。するとお腹に当てた手も持ち上がります。

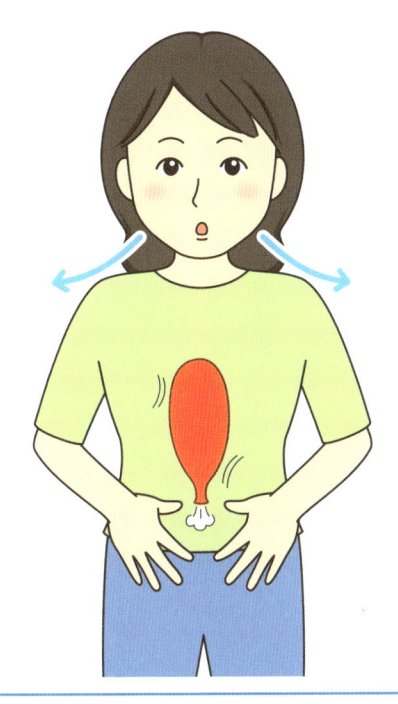

③
口から息を吐いてお腹をひっこめます。お腹の中の息を空っぽになるまで吐ききります。風船がしぼむので、お腹に当てた手が下がります。②、③を数回繰り返します。

アドバイス

風船をイメージしてください。空気を注入すると風船が膨らみます。空気を抜くと風船がしぼみます。
お腹がぺしゃんこになることを確認しながら行ってください。
慣れないうちは息を吐くとき、毎回自分の手でお腹を押して平らにしてください。
立って行っても、椅子に座って行っても、また、仰向けになって行っても構いません。

ここまででたっぷり汗をかきましたか？
毎日３つの呼吸体操をしっかり行うと疲れも出てくるし飽きてきますよね。
そこで、楽しく１回ですむ体操をご紹介します。
上手にできる必要はありません。
楽しい気分で行ってください。

> **楽しく練習 1**　　**ポンポコたぬき**

リズムにのってたぬき踊りをしましょう。
立って行うのが難しい方は、椅子に座っても構いません。

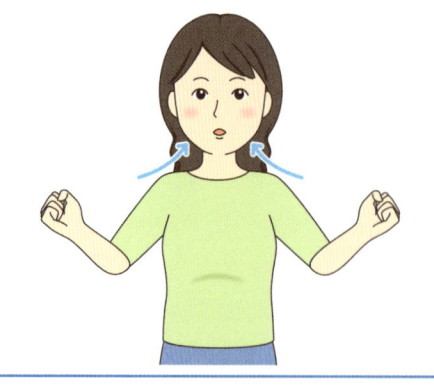

①
息を吸う→童話のたぬきのようにお腹を膨らませます。

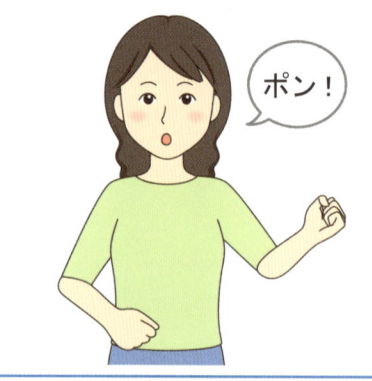

②
ポン！　と言いながらお腹をグーの右手で軽くたたく。

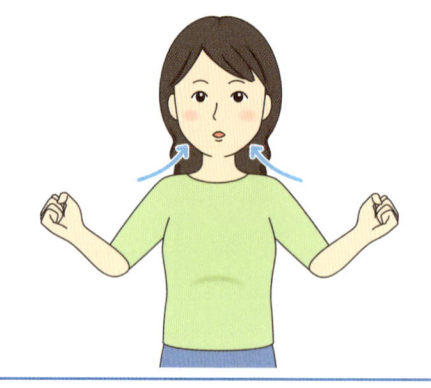

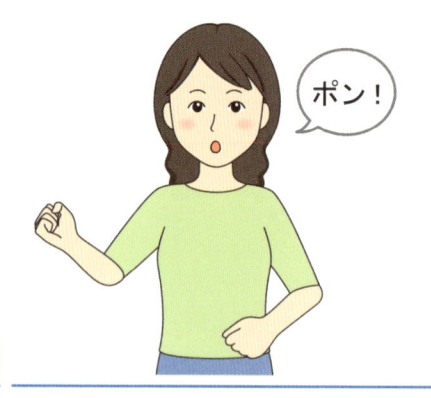

③
吸う。

④
ポン！　と言いながらお腹をグーの左手でたたく。

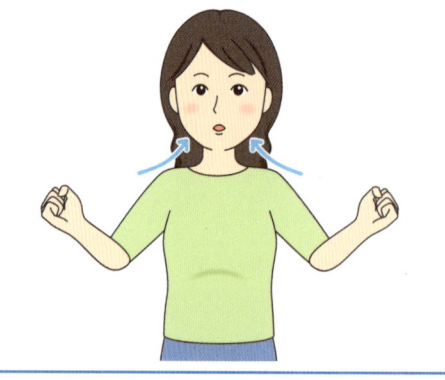

⑤
吸う。

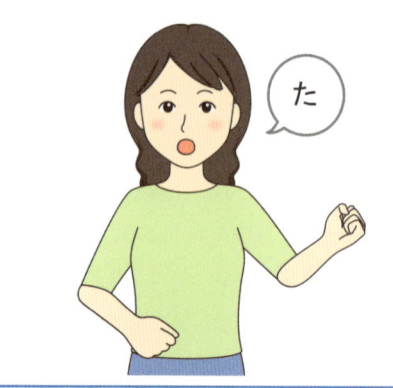

⑥
た（右）。

7
吸う。

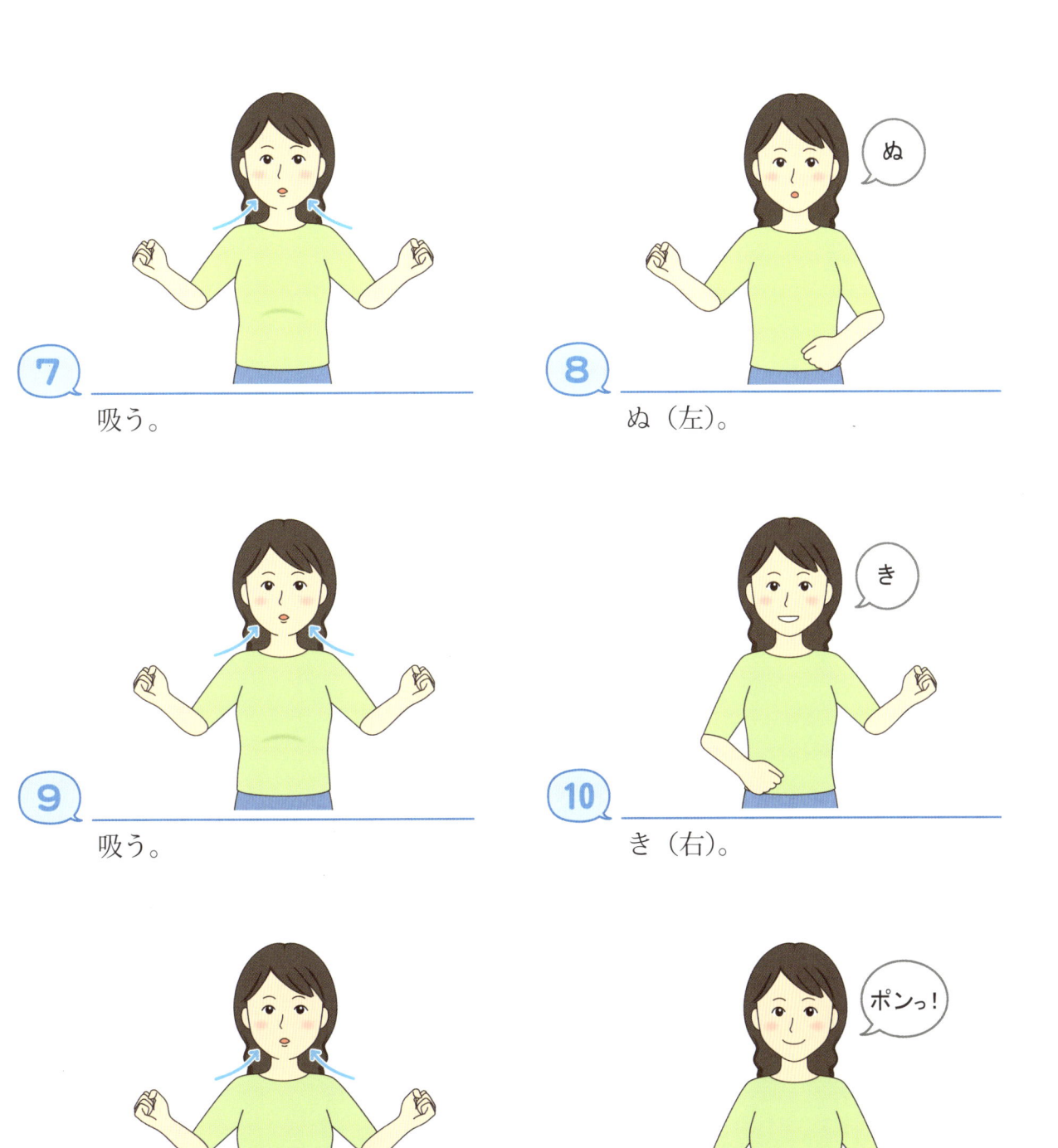

8
ぬ（左）。

9
吸う。

10
き（右）。

11
吸う。

12
ポンっ！（両手）

ポイント！
歌いながら行うと自然に腹筋が鍛えられます。

楽しく練習2　パドルサーフィン体操

エアパドリング（立ってボートを漕ぐイメージ）の要領で呼吸によって発声する身体を作ります。
ねじれの動きとｈの発声は負荷がかかるので、声の小さい方にとても有効な運動です。
立って行うのが難しい方は、椅子に座っても構いません。

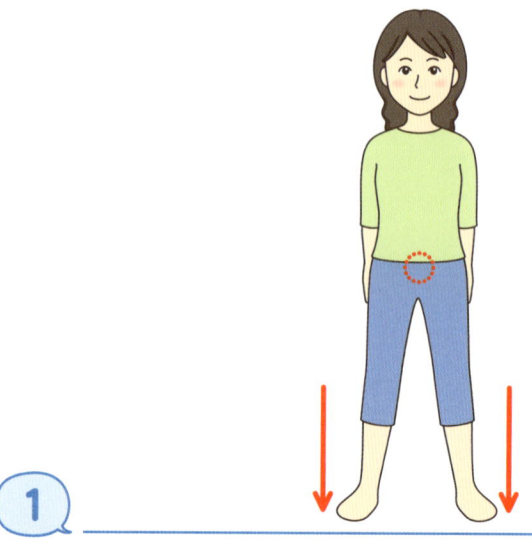

① 丹田を意識し足腰でグッと踏ん張ります。

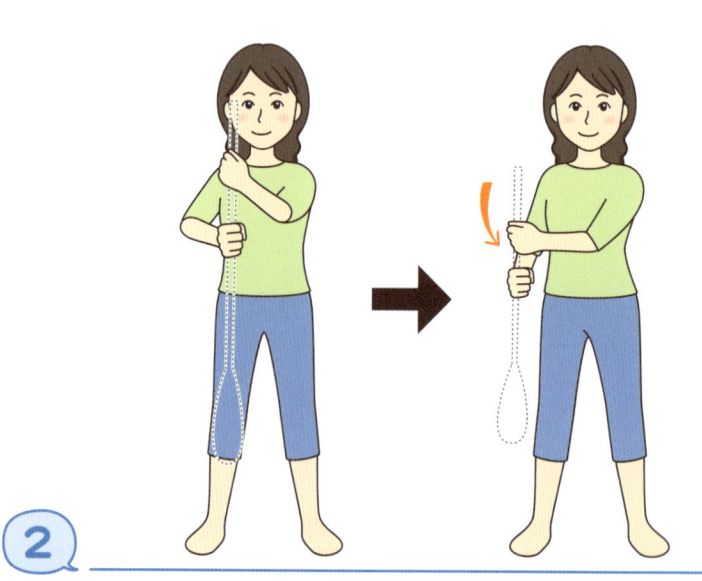

② 右・左とパドルを垂直に水面に下ろすイメージで上から下後方へエアパドリング。

③

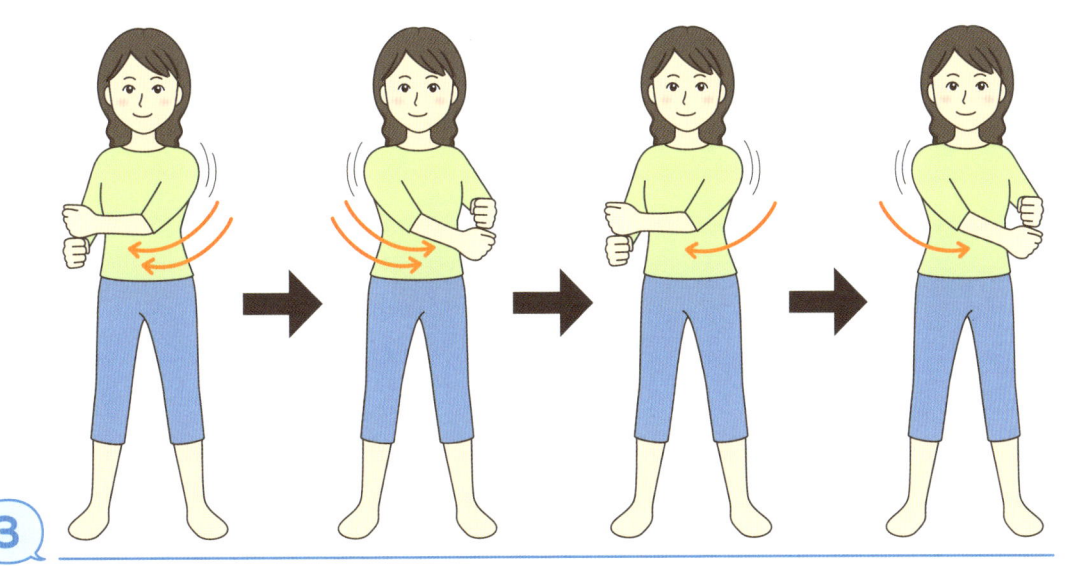

左右2回ずつ2回、次に左右1回ずつ2回、だんだんスピードアップさせていきます。

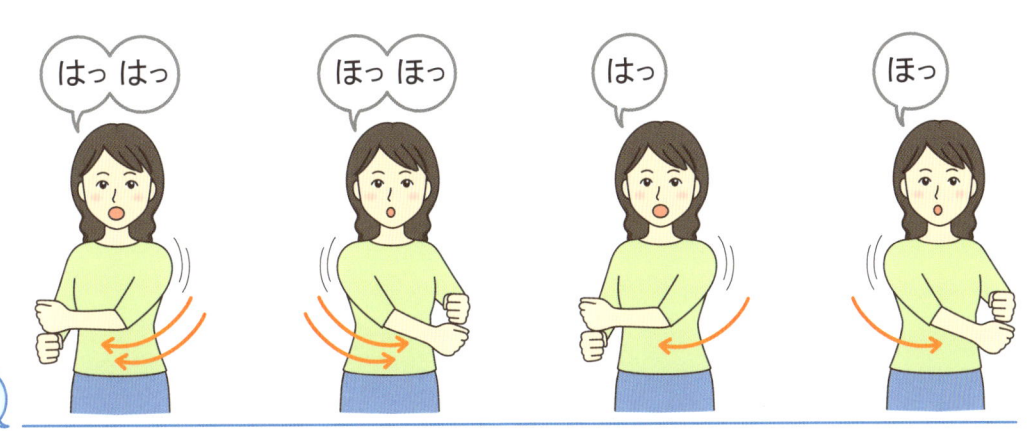

④

は＝ha　ほ＝ho のかけ声をつけていきます。

はっはっ　ほっほっ　はっ　ほっ　はっ　ほっ……

アドバイス

スピードアップしていくとかなりの運動量になります。一生懸命やればやるほどついていくのがやっとでおかしな動きになり、お腹をかかえて笑い出してしまうことも。大声で笑うこともまたよい発声です。

※スタンドアップパドルサーフィン（Stand up paddle surfing）
　サーフボードの上に立ってパドルを漕ぎながら波面を滑走するウォータースポーツ

楽しく練習3　仰向けになって腹式呼吸

仰向けになって呼吸する練習です。立って行うより深い呼吸がしやすいのでぜひトライしてみてください。

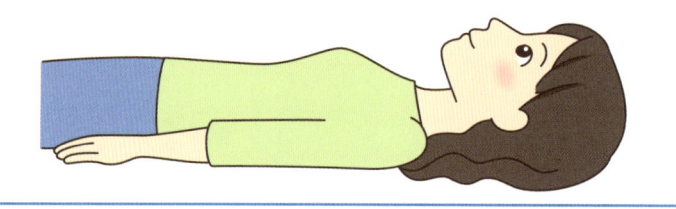

① 仰向けになります。

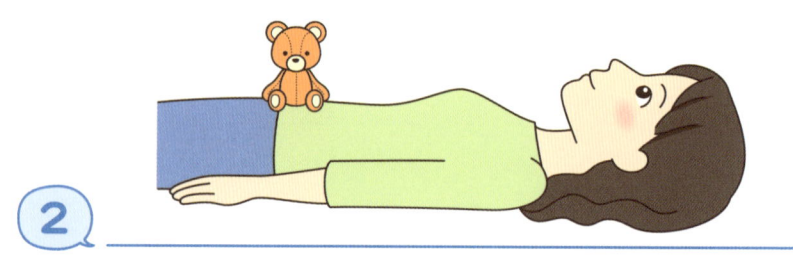

② お腹の上に、小さなぬいぐるみなどを載せます。

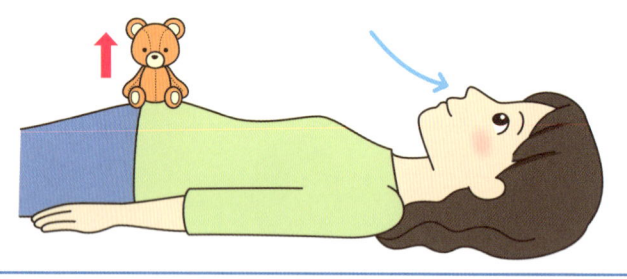

③ お腹の上のぬいぐるみが盛り上がるように深く息を吸います。

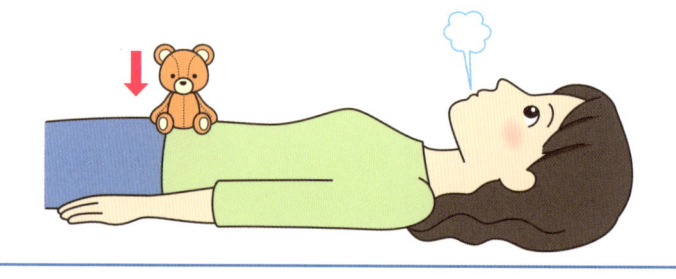

④ 息を吐ききると、お腹の上のぬいぐるみが下がります。③、④を数回繰り返します。

アドバイス
寝る前に行うと、脳波がリラックスした波動になり自然な睡眠を誘導できます。

変顔体操で攻略

　この体操は普段意識して使っていない顔の筋肉を動かす運動です。とても変な顔で行うので変顔体操と呼んでいます。変な顔ほど口周りがよく動きます。上手くできる必要はありません。
　しっかりした声を出すためには母音の口の形を正しくセッティングすることが大切なのですが、そのためには口の周りの筋肉を刺激し動かすことが必要です。
　さあ、思い切り変な顔をしてみましょう！

変顔体操 1　目パチ

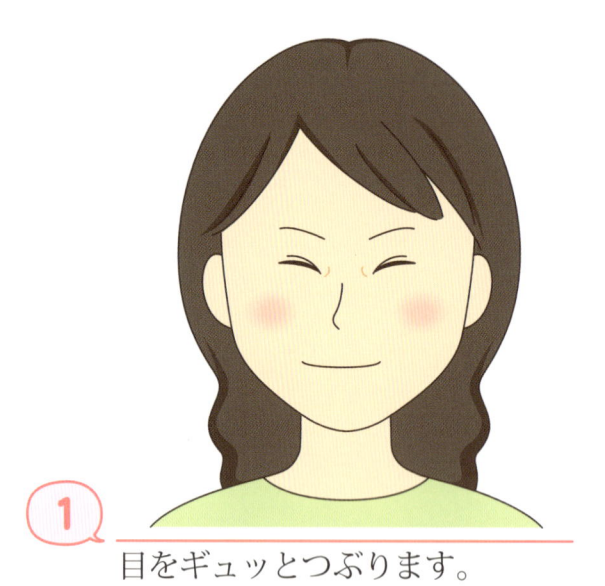

① 目をギュッとつぶります。

② パッと開けます。
①、②を数回繰り返します。

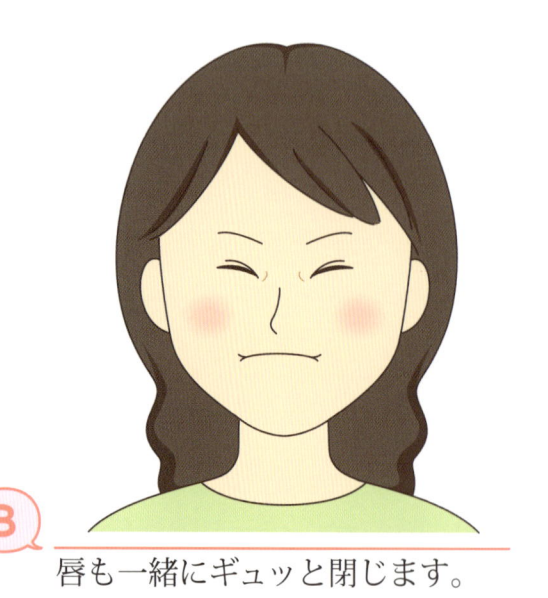

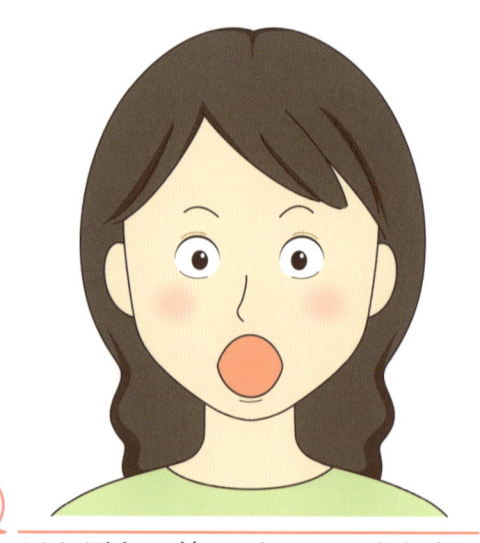

③ 唇も一緒にギュッと閉じます。

④ 目と唇を一緒にパッと開けます。
③、④を数回繰り返します。

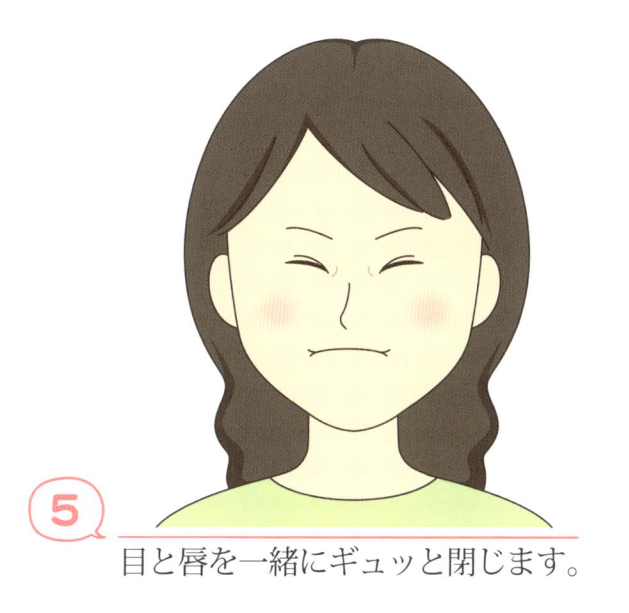

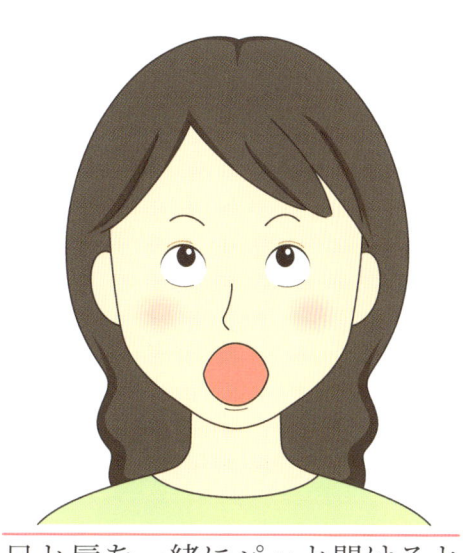

⑤ 目と唇を一緒にギュッと閉じます。

⑥ 目と唇を一緒にパッと開けるとき、目は天井を見ます。

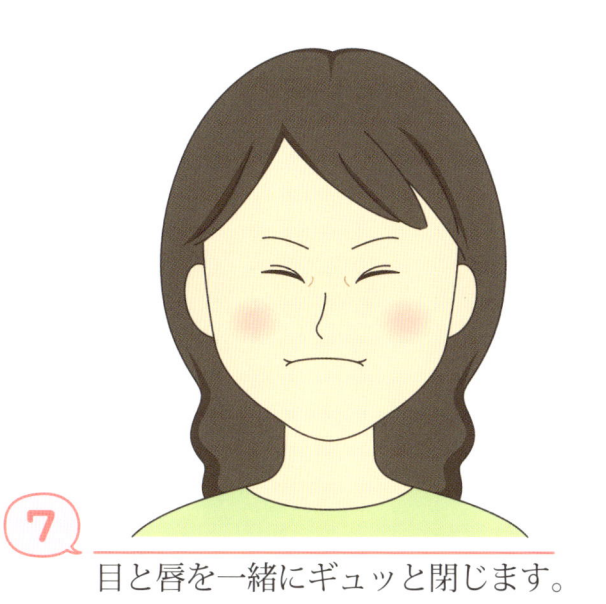

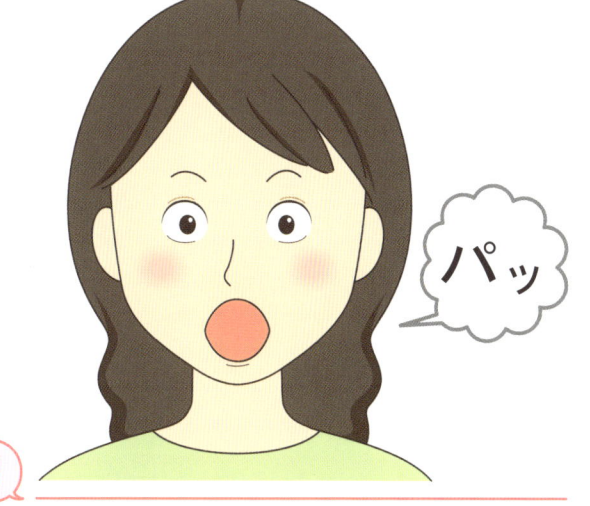

⑦ 目と唇を一緒にギュッと閉じます。

⑧ 目と唇を一緒に開けるとき、「パッ」と勢いよく言います。

変顔体操2　鼻の下伸ばし

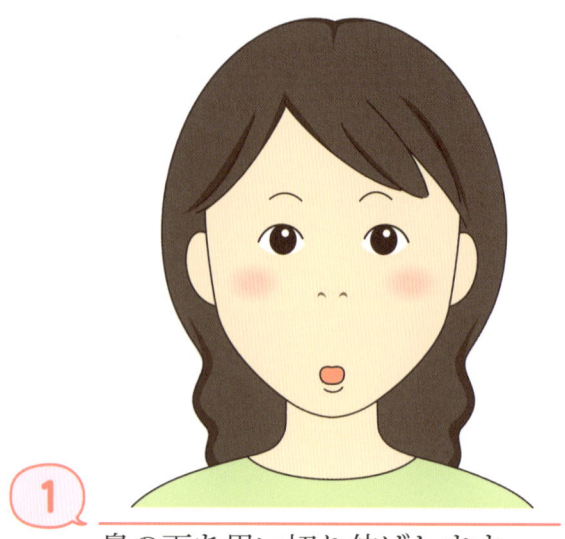

① 鼻の下を思い切り伸ばします。

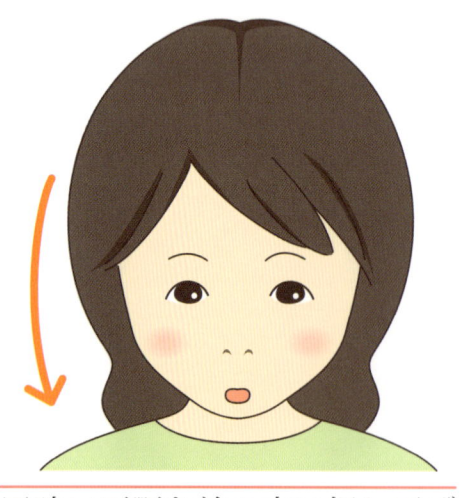

② 同時に下顎を首の方に押し下げます。

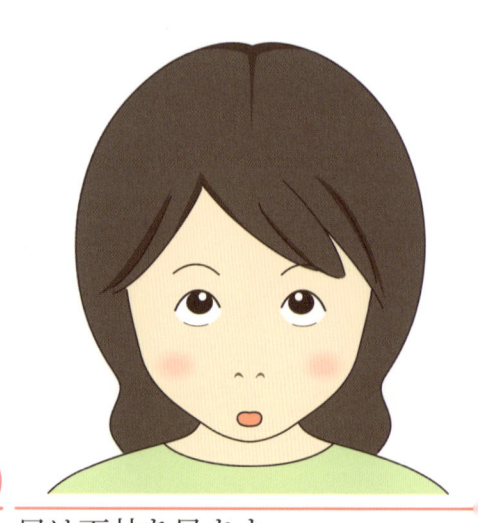

③ 目は天井を見ます。
①〜③を数回繰り返します。

| 変顔体操3 | 笑うチンパンジー |

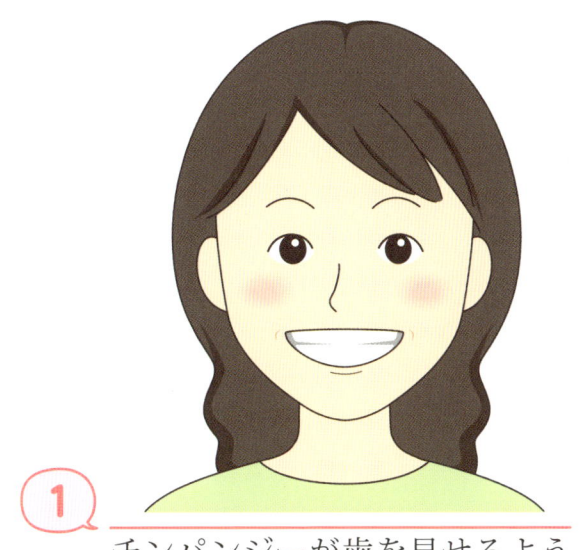

① チンパンジーが歯を見せるように口を横に思い切り開きます。

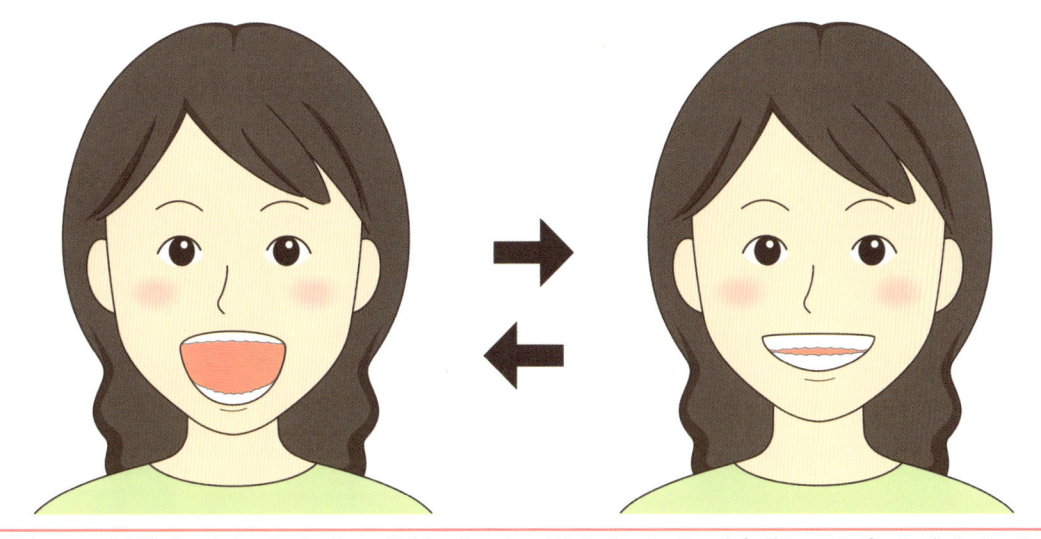

② ガイコツが歯を鳴らすように顎を上下に動かします（実際には歯は鳴らしません）。これを数回繰り返します。

変顔体操4　おどけるチンパンジー

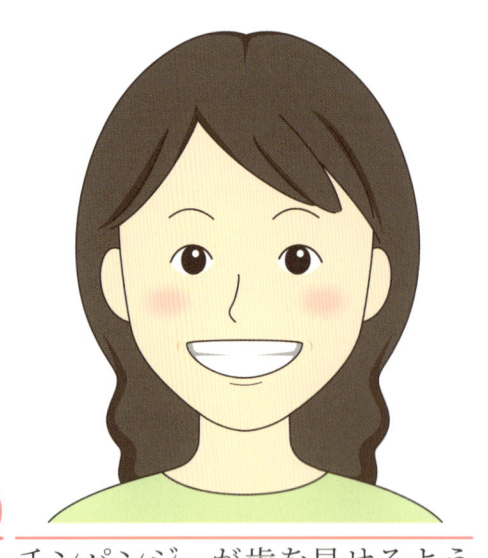

① チンパンジーが歯を見せるように口を横に開きます。

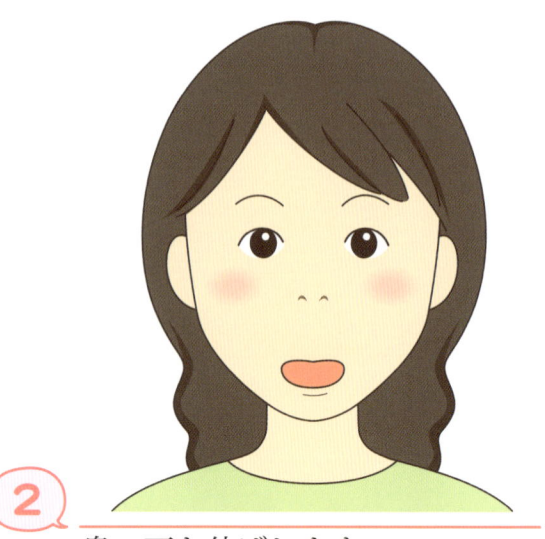

② 鼻の下を伸ばします。

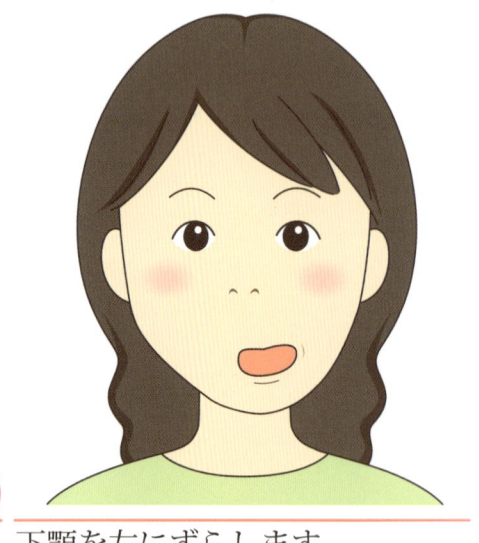

③ 下顎を左にずらします。

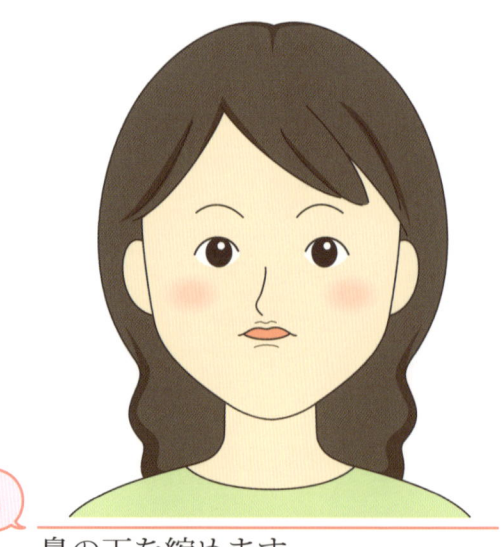

④ 鼻の下を縮めます。

⑤ 上唇を右上に引っ張ります。

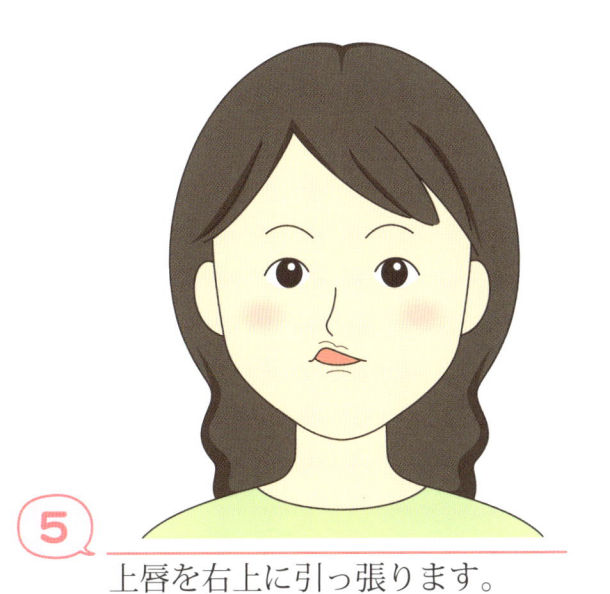

⑥ 下顎を右にずらします。
（つまり、時計回りに口の周りを運動させます）

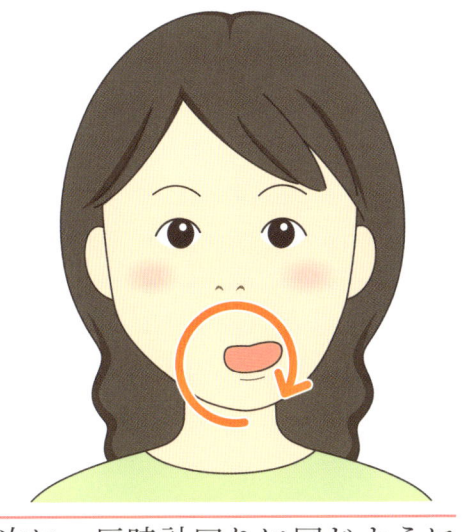

⑦ 次に、反時計回りに同じように口の周りを運動させます。

変顔体操5　タコの口

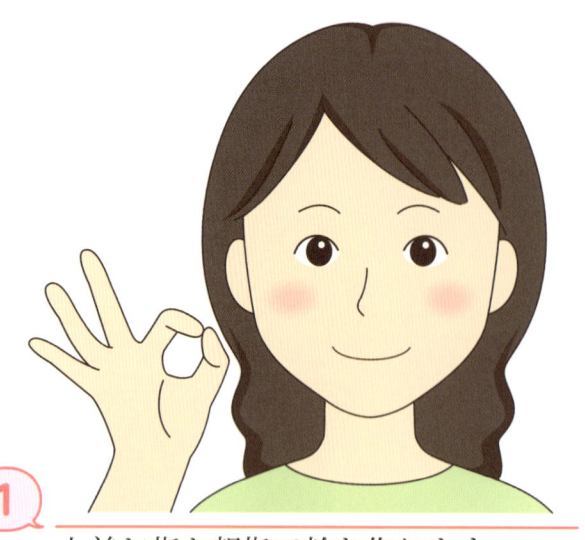

① 人差し指と親指で輪を作ります。

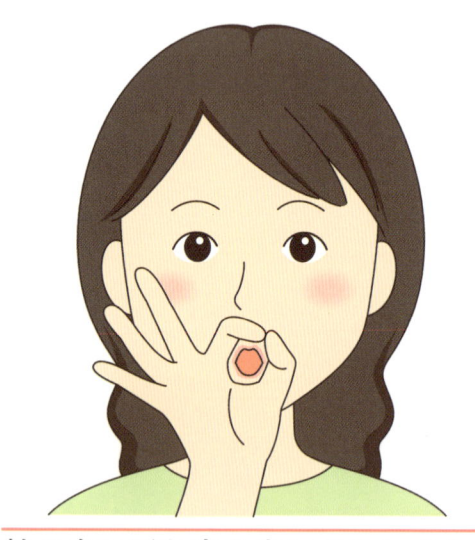

② 輪の中に唇を突き出して入れます。

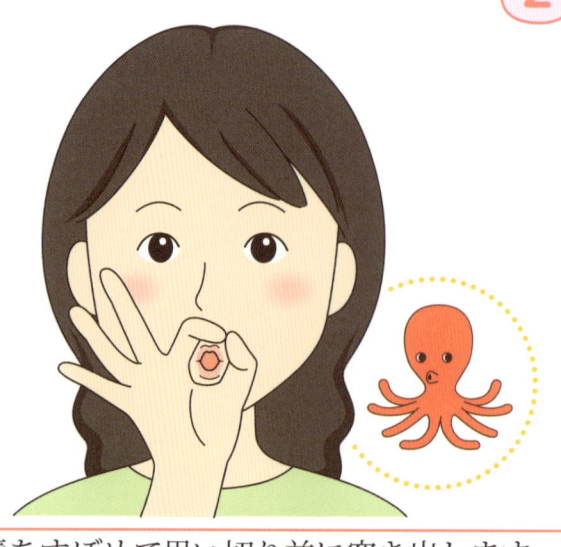

③ 唇をすぼめて思い切り前に突き出します。
（タコの口の完成）

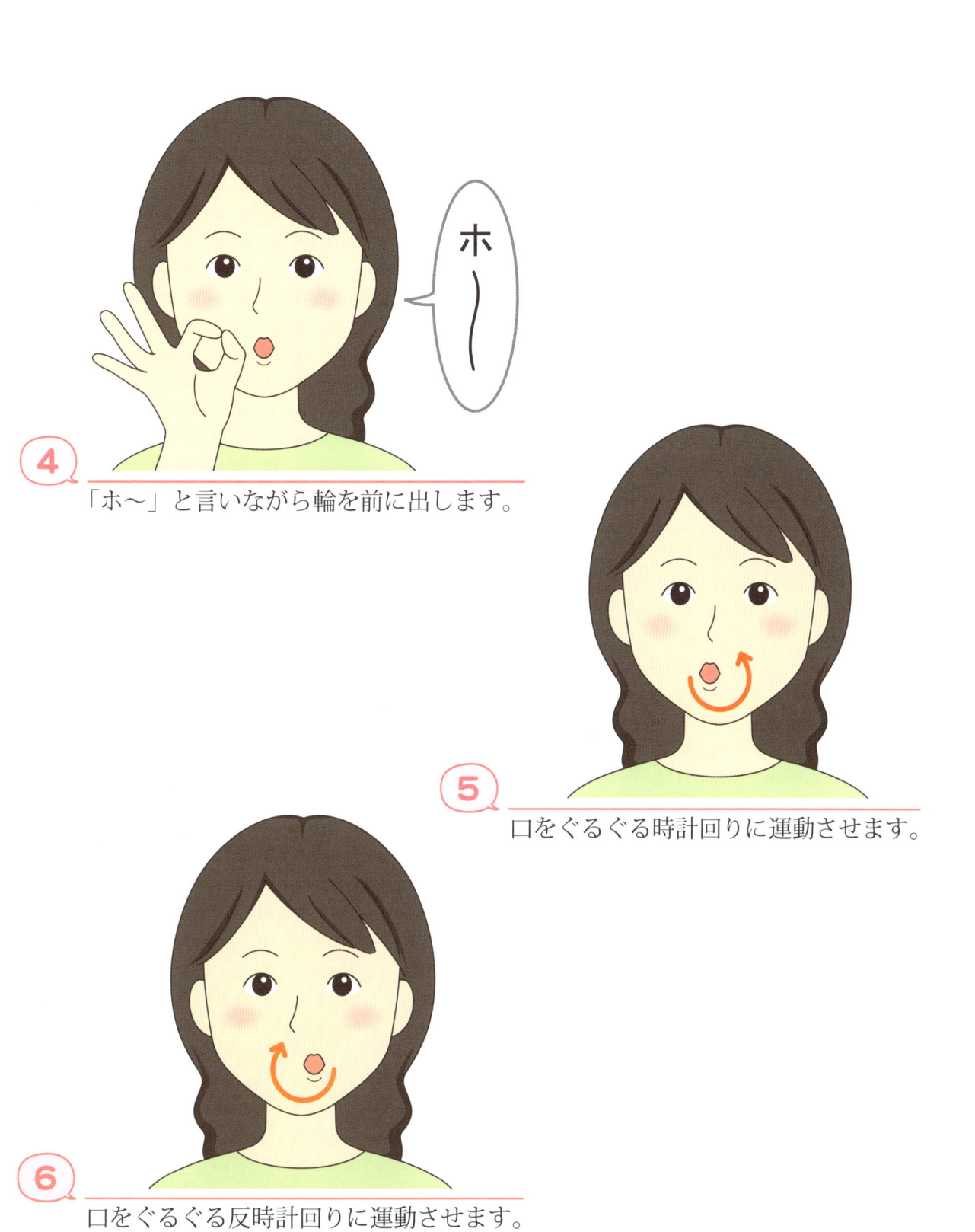

④ 「ホ〜」と言いながら輪を前に出します。

⑤ 口をぐるぐる時計回りに運動させます。

⑥ 口をぐるぐる反時計回りに運動させます。

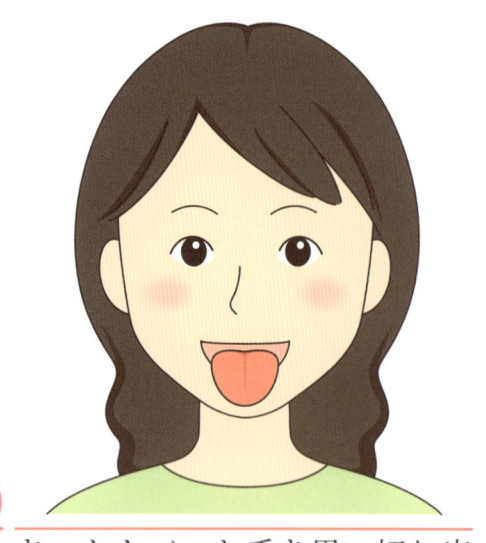

変顔体操6　あっかんべー

① あっかんべーと舌を思い切り出します。

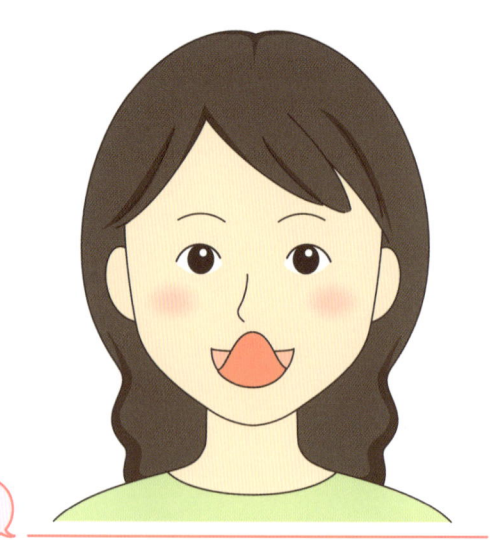

② 舌を鼻の方に持ち上げます。

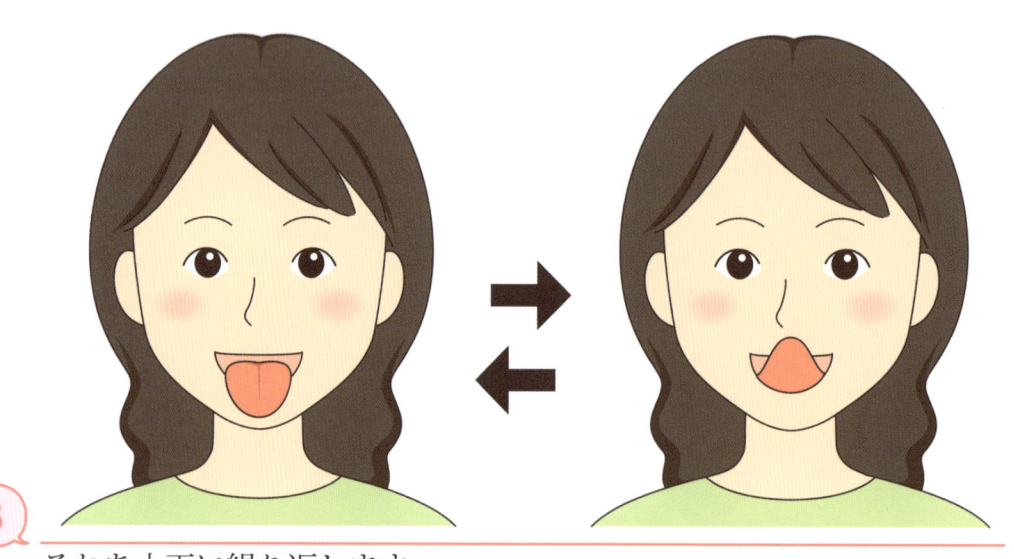

③ それを上下に繰り返します。

52

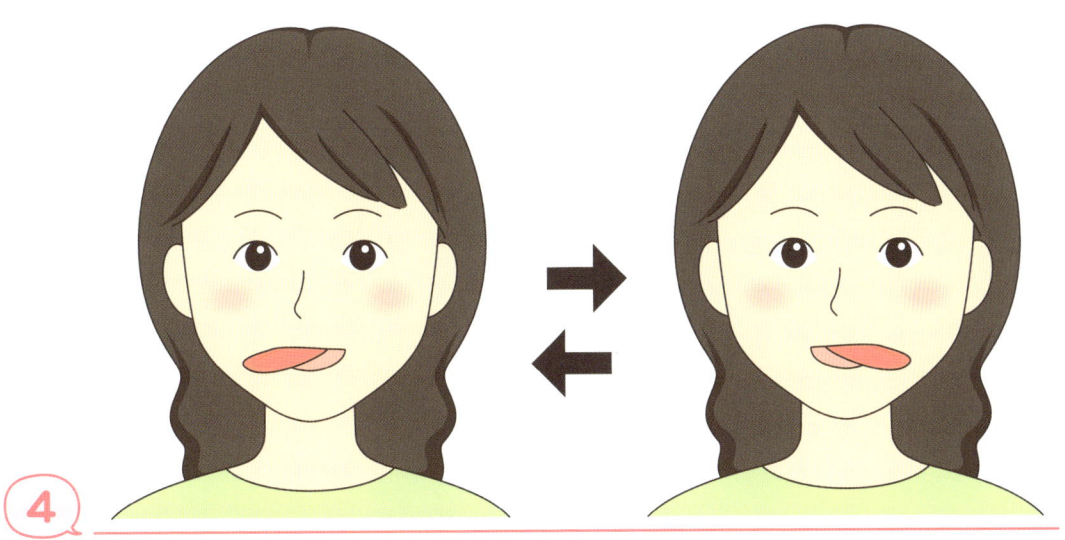

④ 舌を左右にリズミカルに動かします。

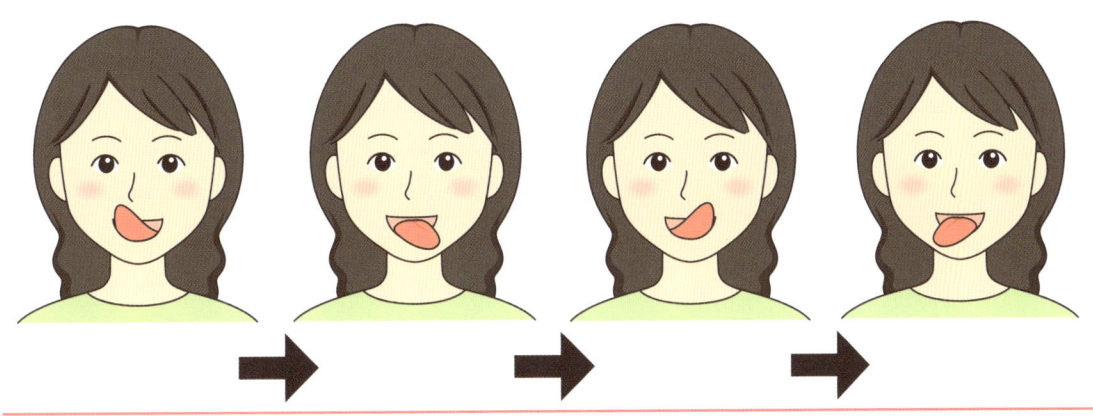

⑤ 舌を右上 左下、左上 右下に動かします。
これを繰り返し行います。

アドバイス
口の周りがベタベタになるのでタオルなどを用意しておくとよいでしょう。

53

変顔体操7　のの字

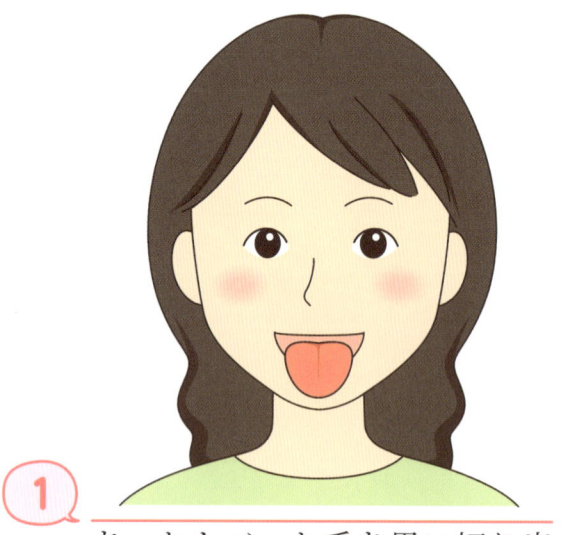

1
あっかんべーと舌を思い切り出します。

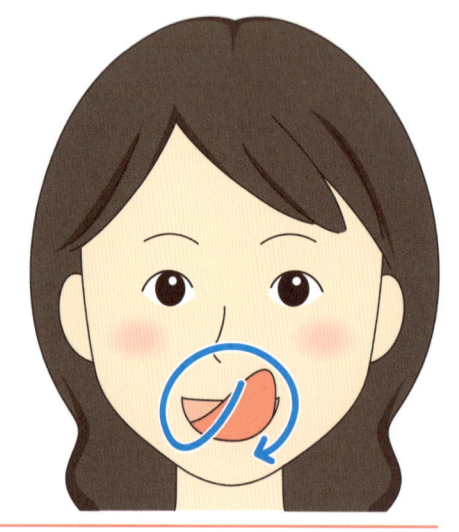

2
舌でのの字を書きます。

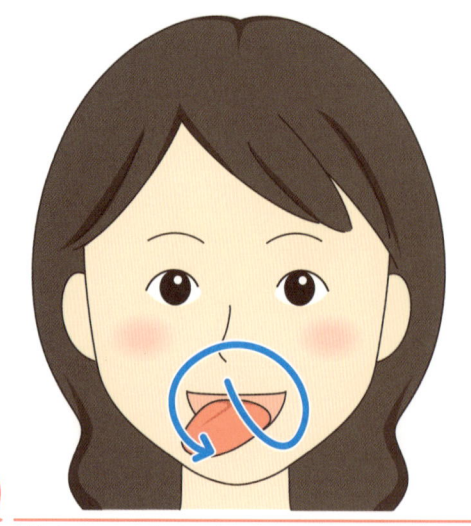

3
逆さのの字も書きます。

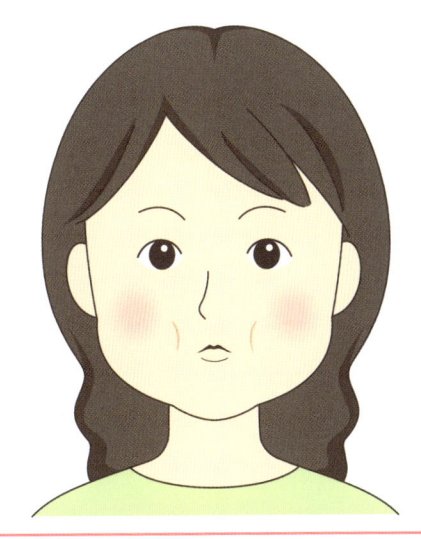

変顔体操8 **怒ったフグ**

① 怒ったフグのように頬をプ〜っと膨らませます。

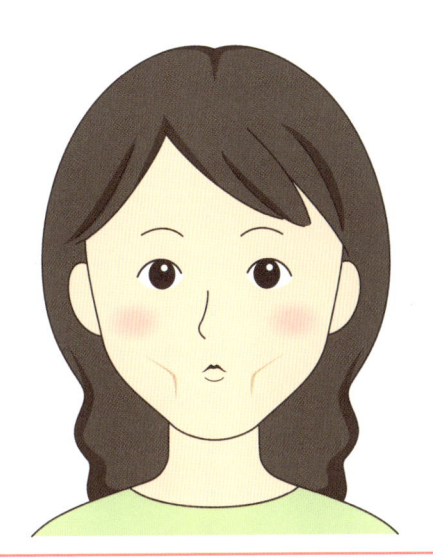

② 頬を吸い、へこませます。
①、②を数回繰り返します。

変顔体操9　スプーン運動

スプーンを使って運動します。
最初はコンビニエンスストアでお弁当を買うときについてくるプラスティックのスプーンが軽くていいと思います。
スプーンを口にくわえるとき、つまずいたり、何かのはずみで喉に損傷を与えると危険ですので、注意して行ってください。
立って行うのが難しい方は、椅子に座っても構いません。

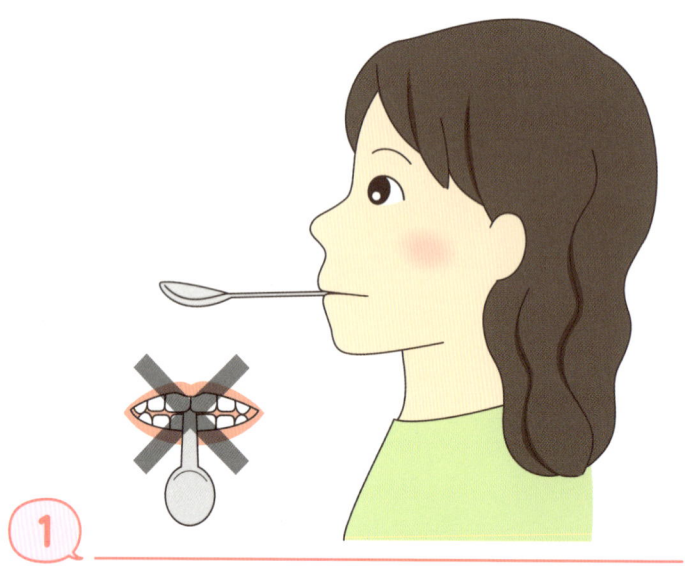

① 柄の部分を唇でくわえます。
決して歯で噛んではいけません。

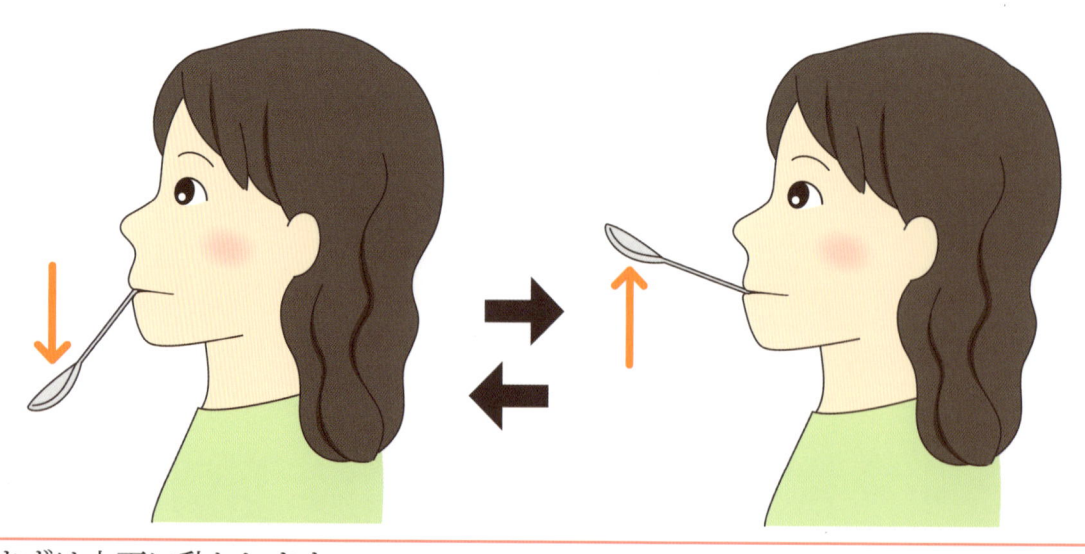

② まずは上下に動かします。

③ 左右に動かします。

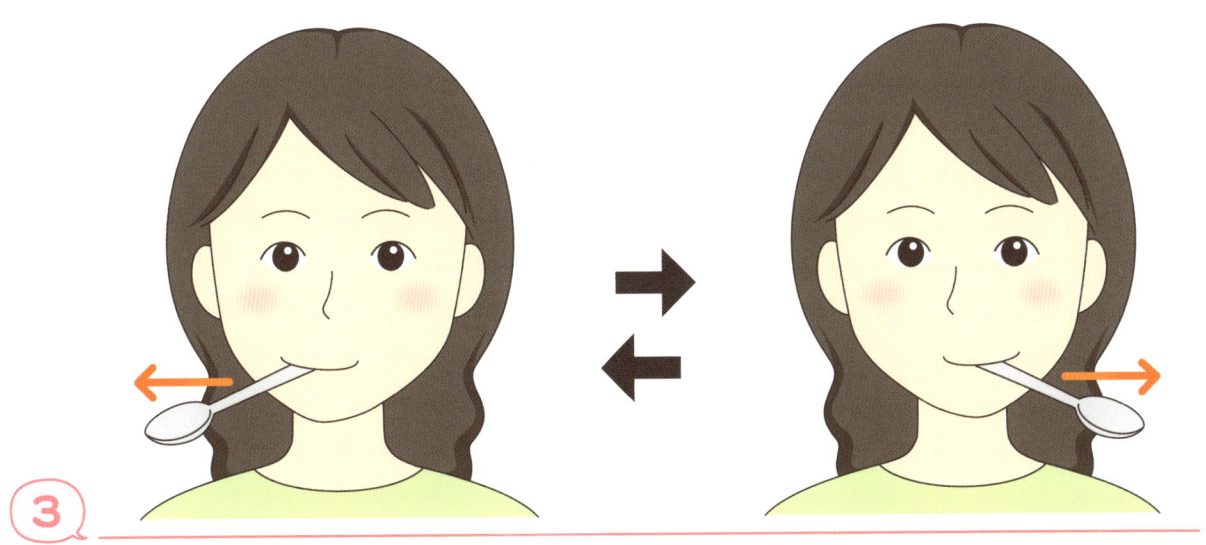

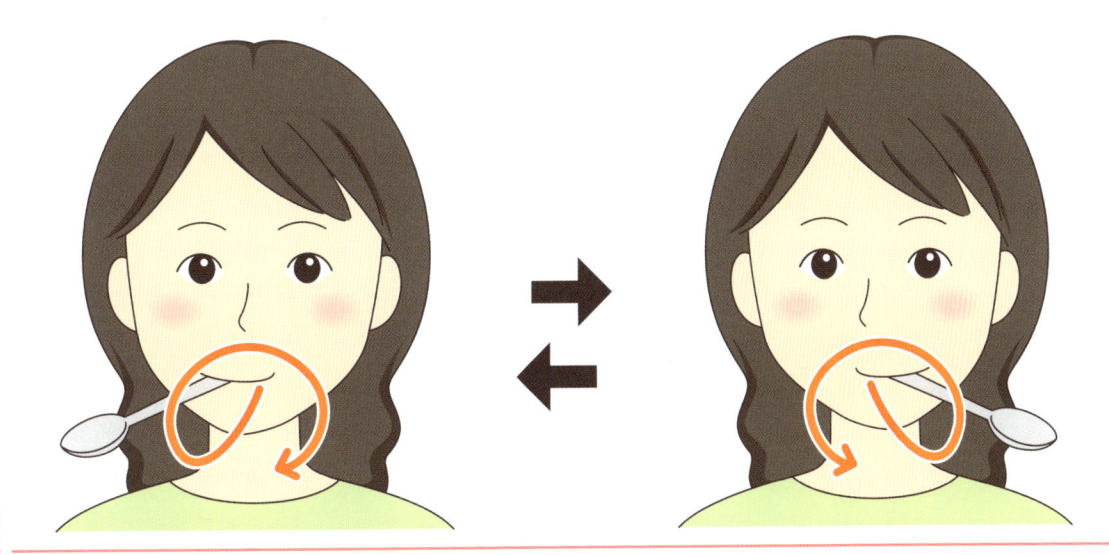

④ 右回し、左回し、のの字を書いてみましょう。

アドバイス
慣れてきたら、味噌などをスプーンにのせて重みをつけて練習してみましょう。

57

変顔体操 10　割り箸運動

割り箸を使って口の周りの運動をします。
割り箸を口にくわえるとき、つまずいたり、何かのはずみで喉に損傷を与えると危険ですので、注意して行ってください。
立って行うのが難しい方は、椅子に座っても構いません。

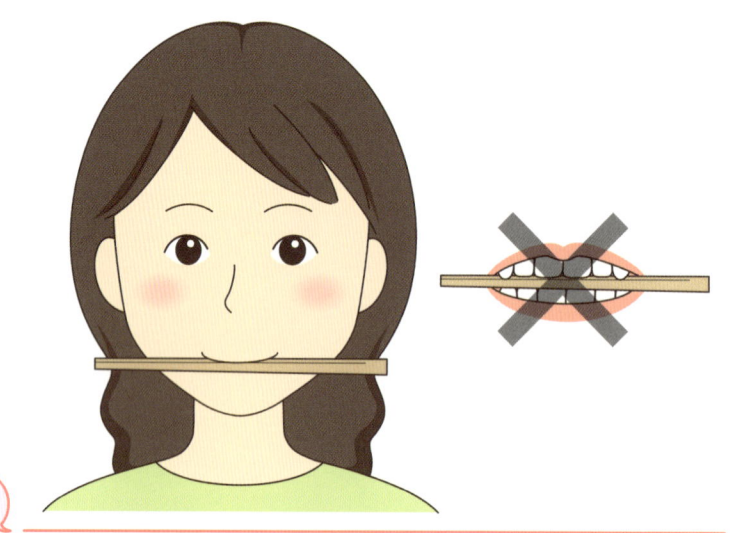

① 割り箸を横にし、上唇と下唇でくわえます。
決して歯で噛んではいけません。

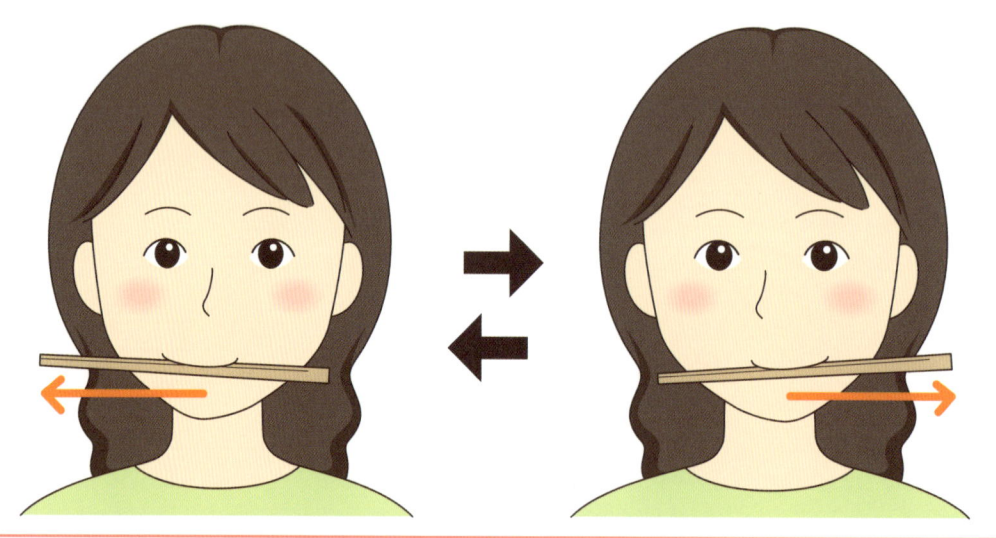

② そのまま左右に動かします。これを数回繰り返します。

ポイント！
割り箸をくわえることでより運動効果が得られます。

④

口の形の体操で攻略

この体操は、日本語の基本、母音の「あいうえお」の口の形を覚える体操です。
といっても、頭で難しく考える必要はありません。
それぞれのキーワードをただ思い切り声に出してください。
恥ずかしがらずに、鏡を見ながら行うと効果的です。
あいうえお体操は、全て腹式呼吸で行います。
まずは、吸って吐いてをゆっくり繰り返しましょう。

あいうえお体操　あ　　パパぁ♥！

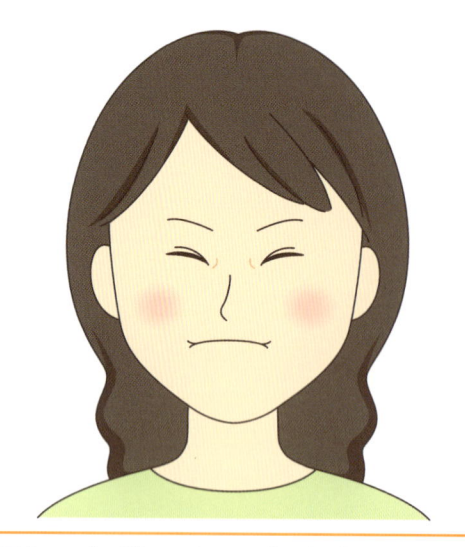

1 目と口をギュッとつぶります。
このとき、唇を内側に少し丸めましょう。

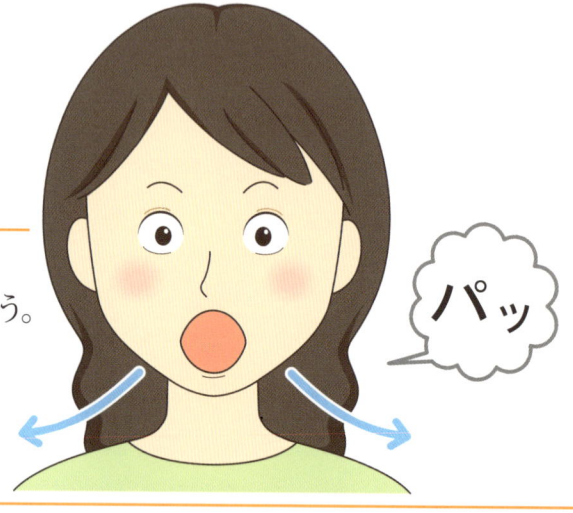

2 同時に「パッ」と言いながら目も口も開きます。
このとき、思い切り息を吐き出します。

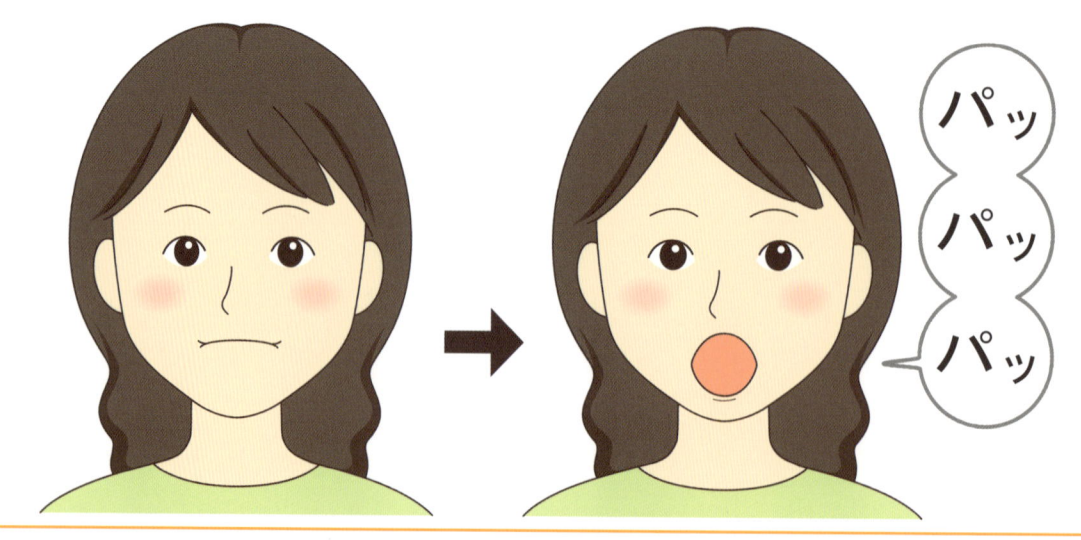

3 パッパッパ　パッパッパ　パッパッパ　を3回繰り返します。

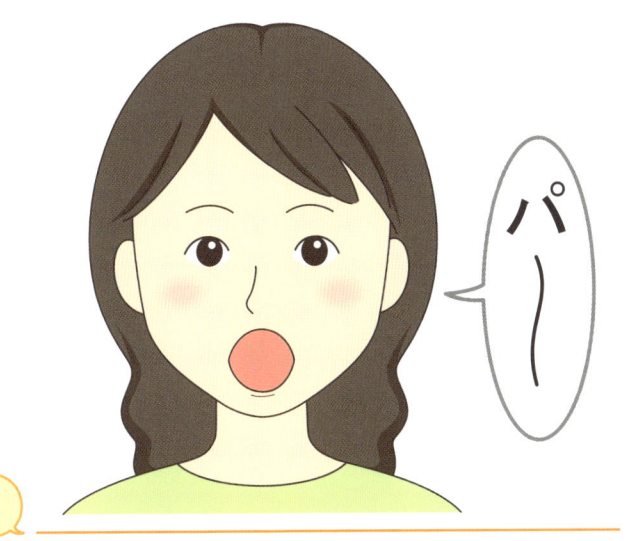

④ 最後に「パ〜」と伸ばし、しっかり「あ」の口の形を作ります。

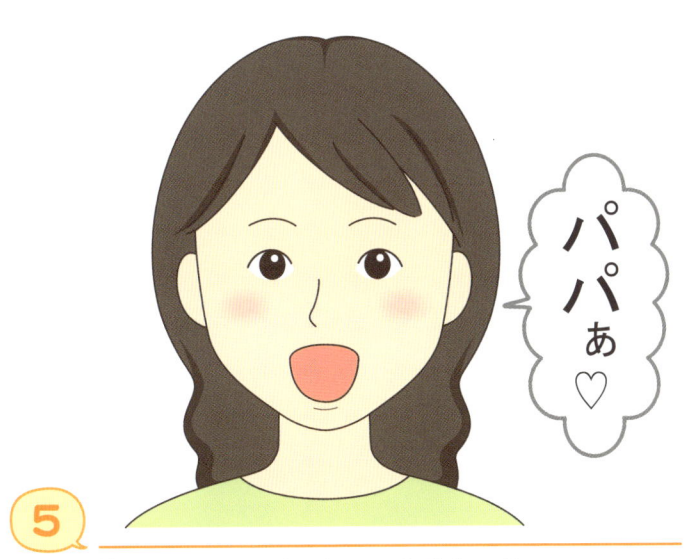

⑤ 「パパぁ♡！」と言ってみましょう。

アドバイス

大きな○　テニスボールを口に入れるイメージで、口を縦に開けるように意識し、思い切りお腹から声を出してください。

61

あいうえお体操　い　カワイイ〜！

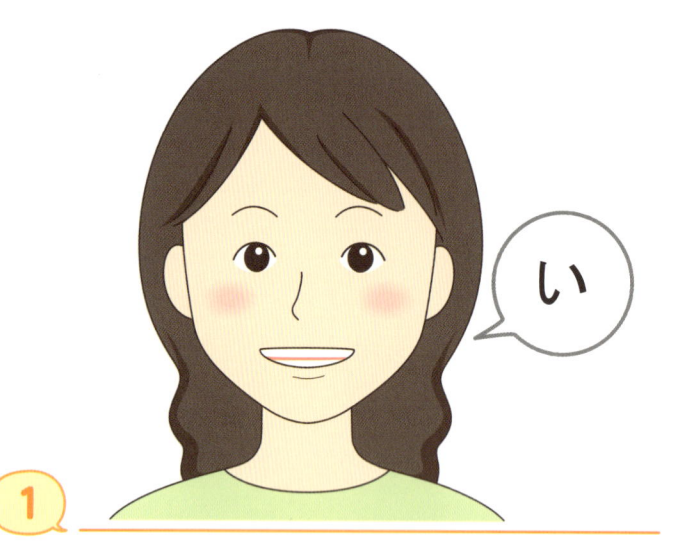

① 「い」と言いながら口を両脇に引っ張ります。

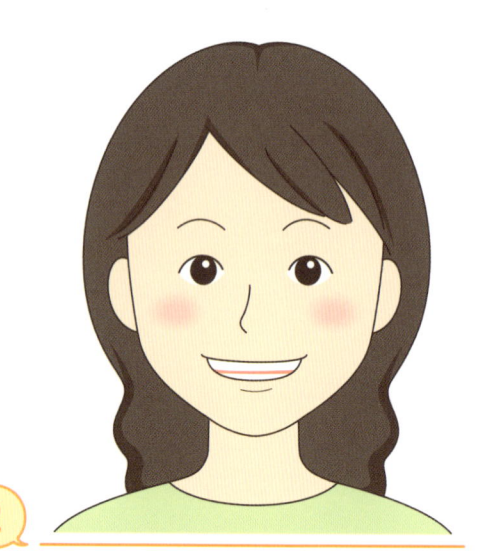

② 口角を少し上げます。

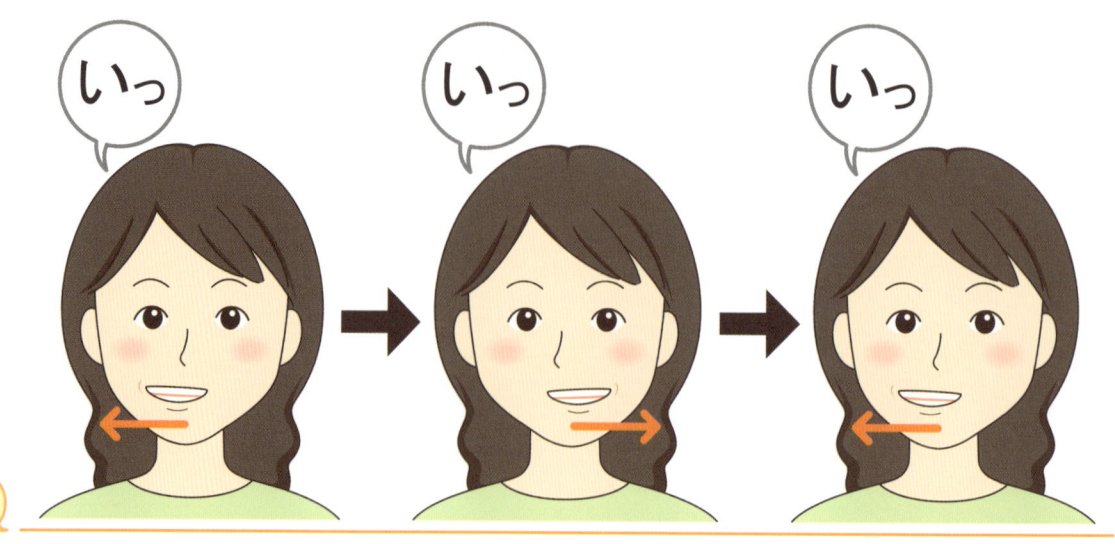

③ 左右に動かします。

| いっ | いっ | いっ | いっ | いっ | いっ | いっ | いっ | いっ |
| 右 | 左 | 右 | 左 | 右 | 左 | 右 | 左 | 右 |

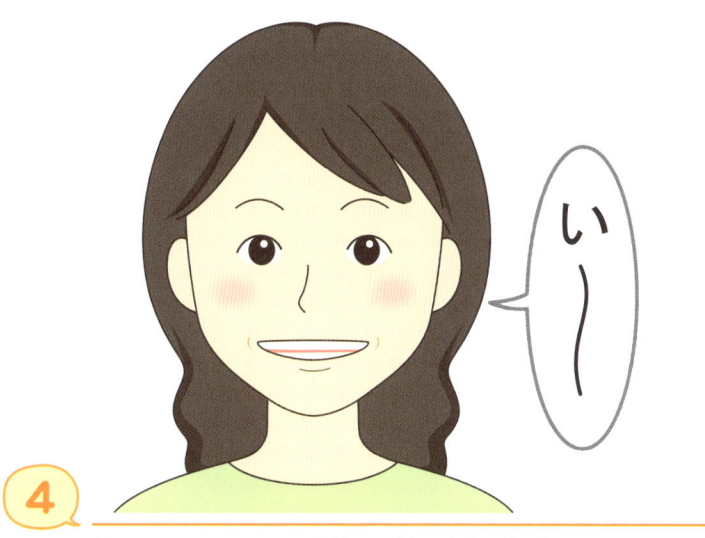

④ 「い〜〜〜〜」両脇に引っ張ります。
③、④を数回繰り返します。

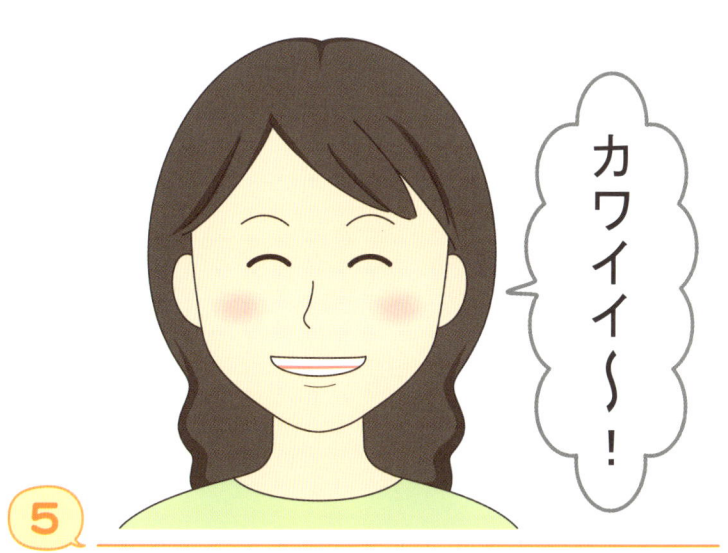

⑤ 「カワイイ〜!」と言ってみましょう。

アドバイス

一本の糸、両方の口角を引っ張られているイメージで。
奥歯を噛むと自然に横に引くことができます。
カワイイもの、カワイイ人を思い浮かべながら、本気で言ってみましょう。

あいうえお体操　う　　アイ ラブ ユー

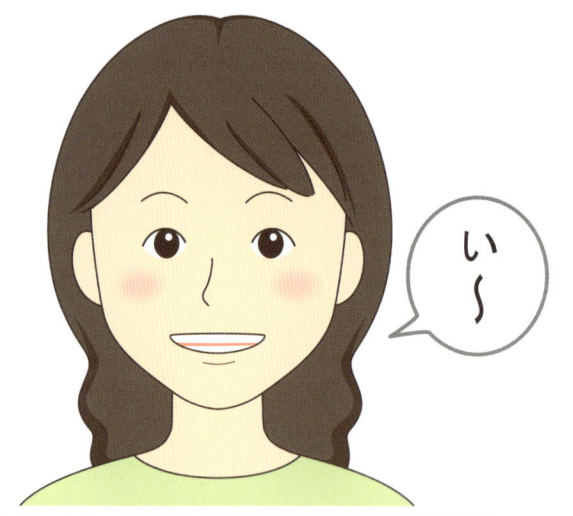

1　い〜

いの口の形を作り（横に引っ張ります）、「い〜」と発音します。

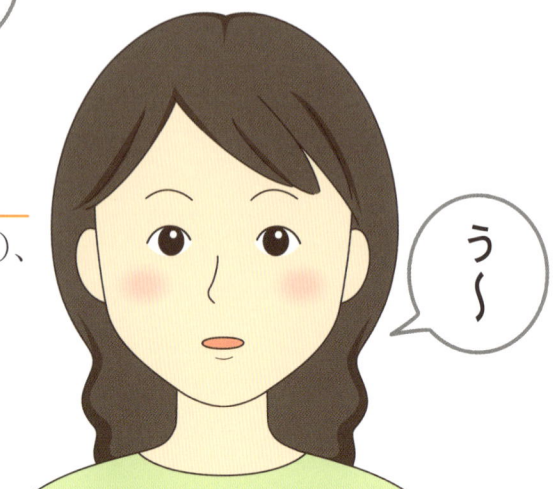

2　う〜

ひっぱった糸を少し緩めて、「う〜」と言います。

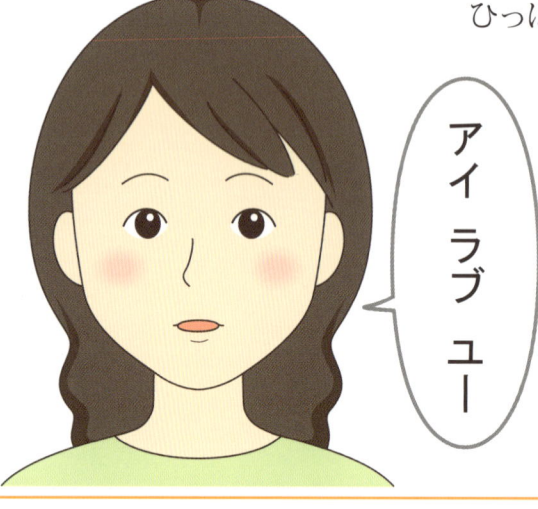

3　アイ ラブ ユー

「アイ ラブ ユー」と言ってみましょう。

アドバイス

口を閉じて少しだけ開けます。
「う」を発音するとき唇は丸めません。
チューの唇の形にならないように気をつけましょう。

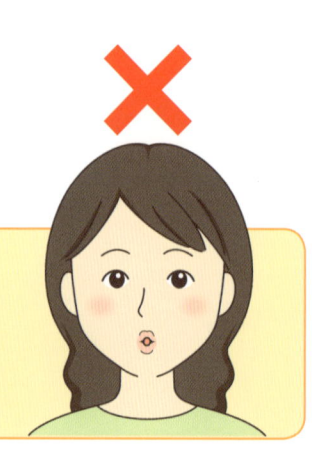

あいうえお体操　え　え〜?! ねっ　お嬢様風

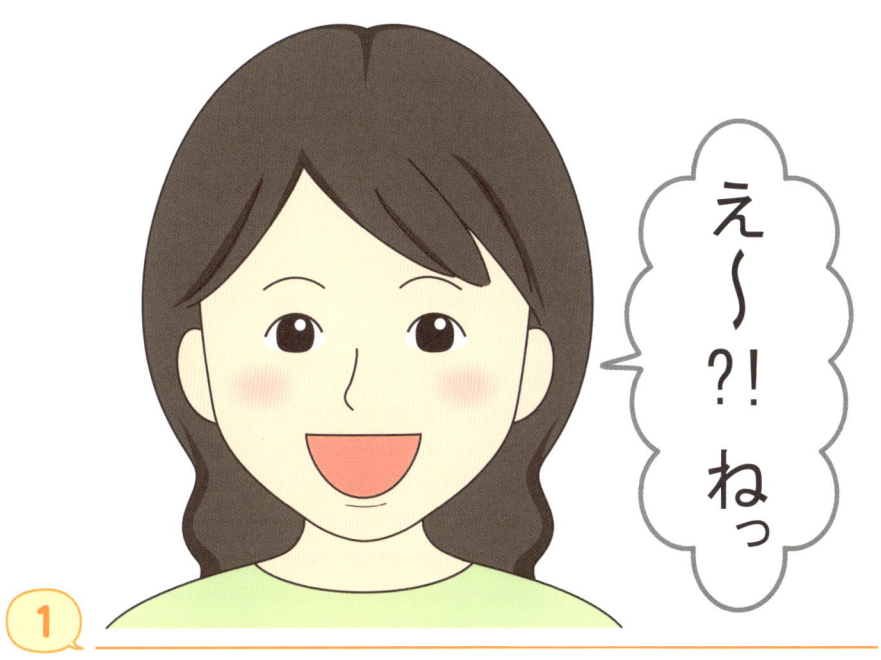

①

最高の笑顔で「え〜?!　ねっ」と言ってみましょう。

アドバイス

口の形は横にしたレモンのイメージ。
顎を下にひいて、とびっきりの笑顔でぶりっ子になって言ってみましょう。

あいうえお体操　お　　フクロウ、ホーホー

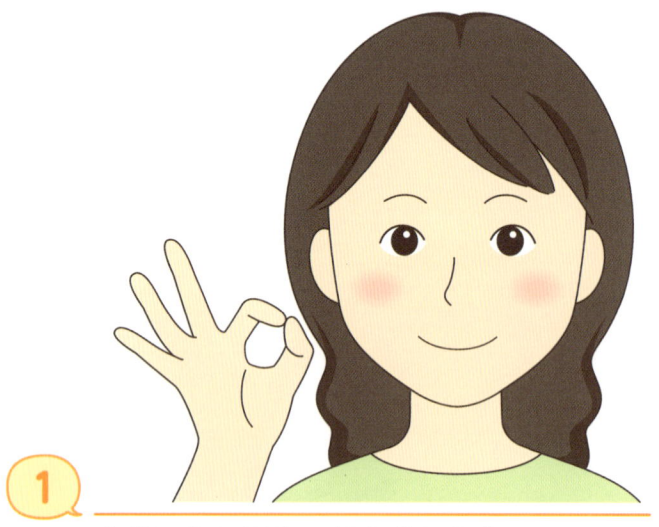

1 人差し指と親指で輪を作ります。

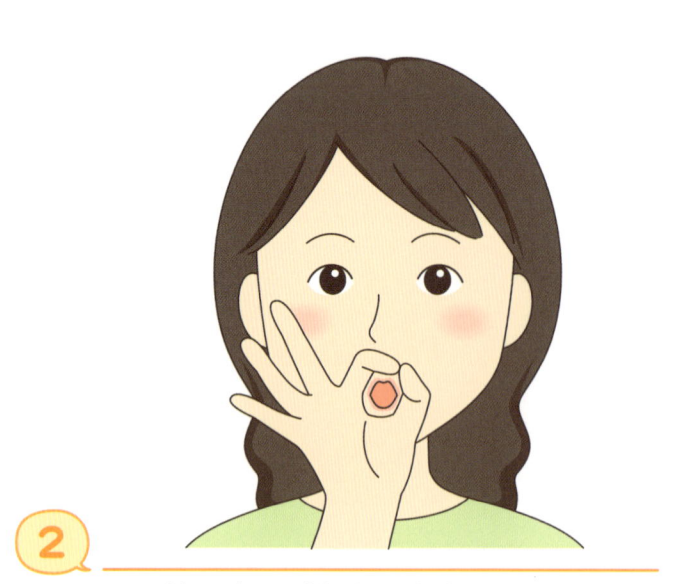

2 その輪の中に唇を入れます。

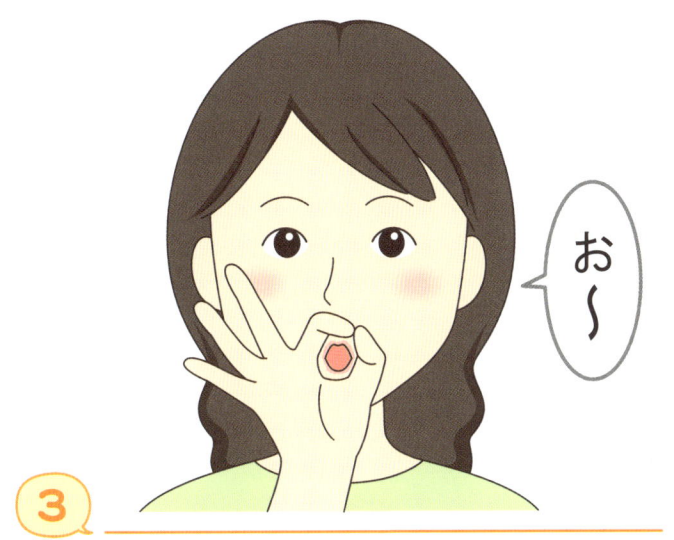

③ おちょぼ口で「お〜」と声に出します。

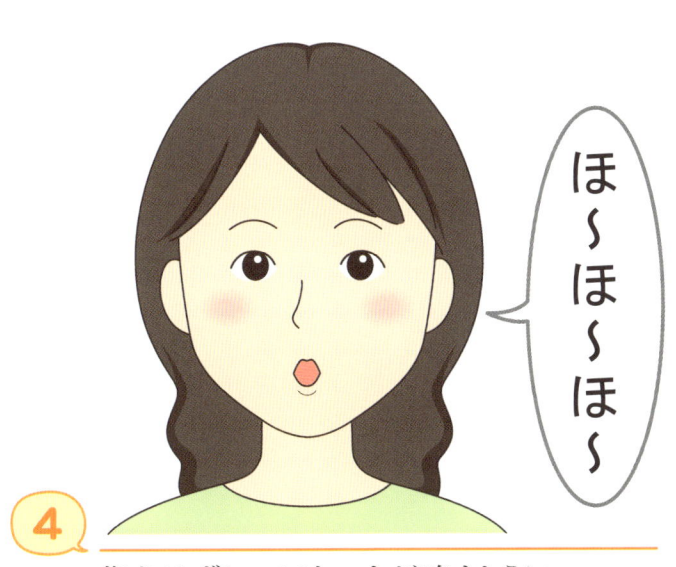

④ 指をはずし、フクロウが鳴くように、「ほ〜ほ〜ほ〜」を言います。

アドバイス

口の形をおちょぼ口に、唇を丸めましょう。
フクロウになったつもりで鳴いてみましょう。

「いえあ」でチェック！

いえあ　いえあ　いえあ　と3回続けて言ってみてください。
顎がどんどん下がることを確認できましたか？
口がどんどん大きくなりましたか？
鏡を見ながら発音するとよくわかります。

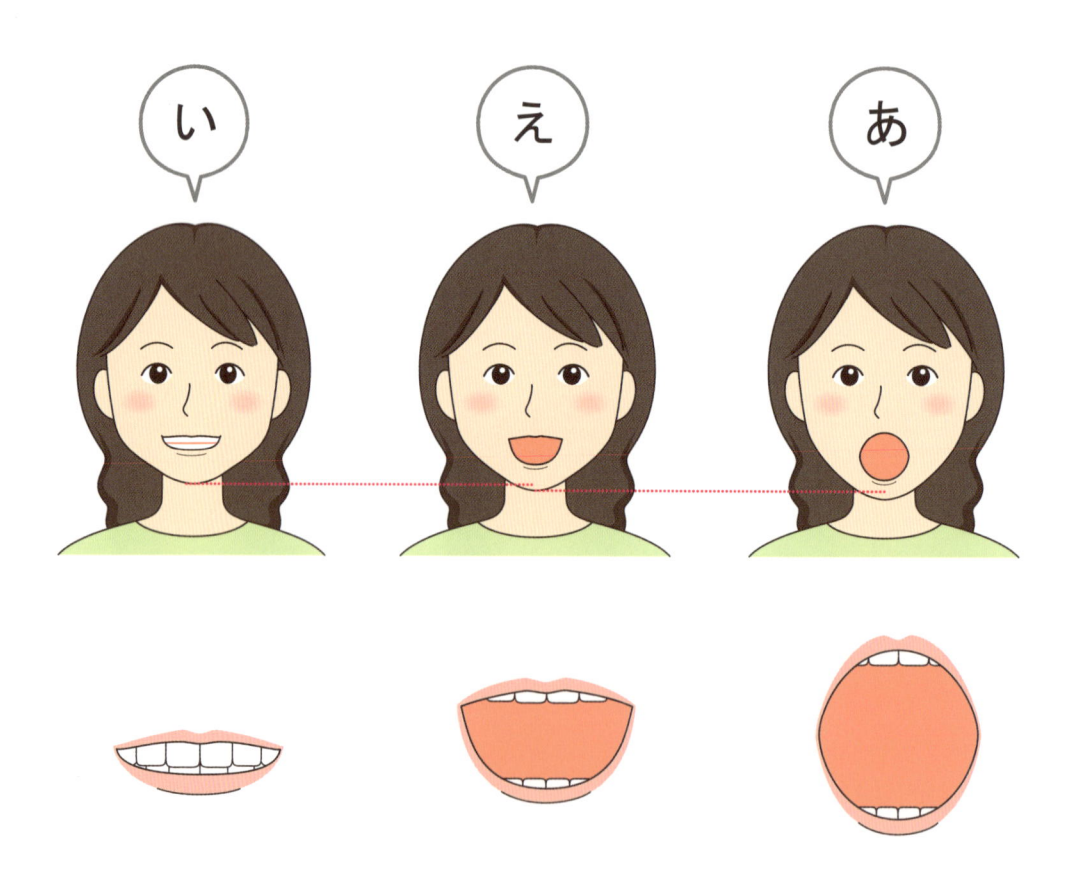

5

大声発声で攻略

　腹式呼吸や変顔体操で声を出すベースを作ったら、続いては大きな声ではっきり話す練習です。

　失語症の人はどうしても発声が弱くなりがちです。あまり人と話すことをしなくなって一段と声が小さくなっています。また、「大きな声で」といってもどれぐらいの声量なのか判断しづらいです。

　そこで、大声発声法では様々なシチュエーションでその通りに声を出すことで自然に大きなしっかりした声量になっていくことを目的にしています。

蝉になって鳴いてみましょう！

ミンミンゼミになって、徐々に大きな声で鳴いてみましょう。
これは腹式呼吸と連動して、声のボリューム調整を行う練習です。

み〜んみんみ〜ん　み〜んみんみ〜ん

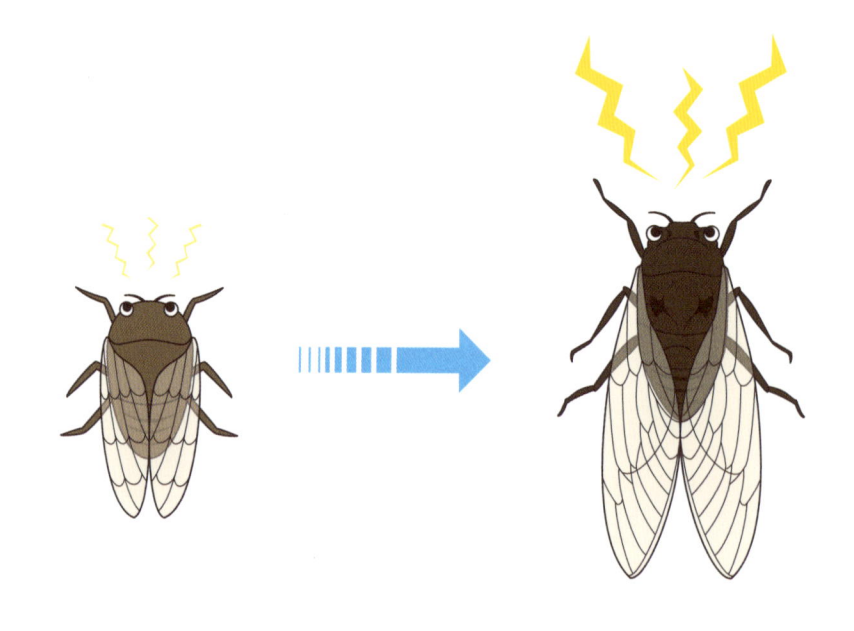

み〜んみんみ〜ん　み〜んみんみ〜ん

み〜んみんみ〜ん　み〜んみんみ〜ん

み〜んみんみ〜ん　み〜んみんみ〜ん

大声発声練習1　口の形「あおいさん」

口の形を意識しながら声に出して言ってみましょう。
「あおいさん」

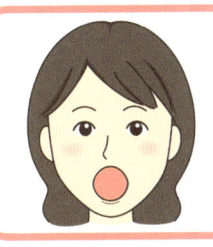

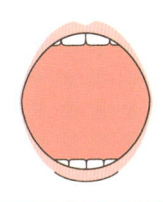

		あ　a　テニスボール
		お　o　おちょぼ口
		い　i　一本糸
		さ　sa　テニスボール
		ん　n　口を閉じる

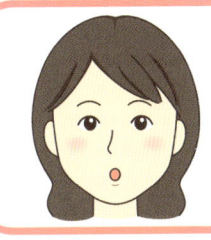

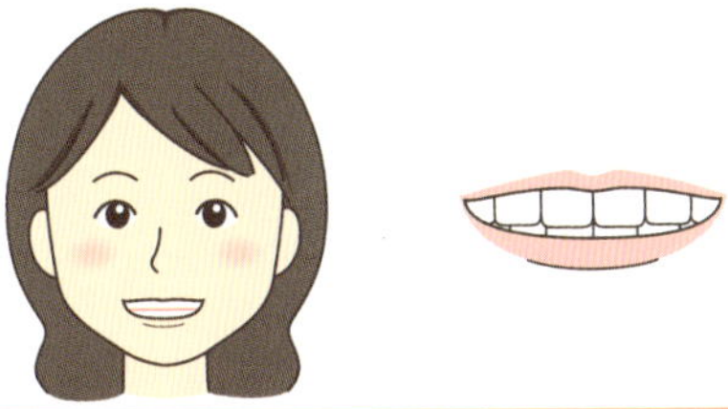

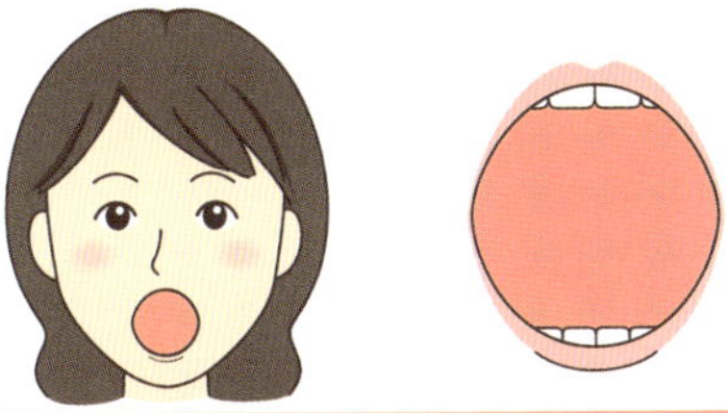

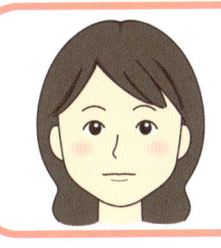

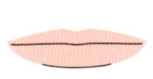

① 一語一語区切って言ってみましょう。「あ・お・い・さ・ん」
　　これを3回繰り返します。

② 続けて言ってみましょう。「あおいさん」
　　これを3回繰り返します。

基本姿勢 「あおいさん」

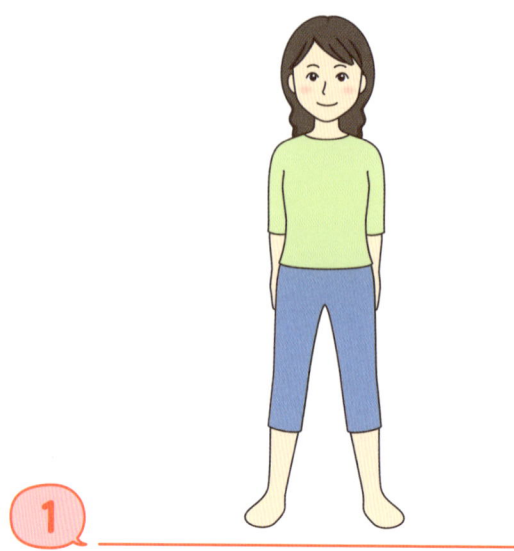

① 足を肩幅に開きます。

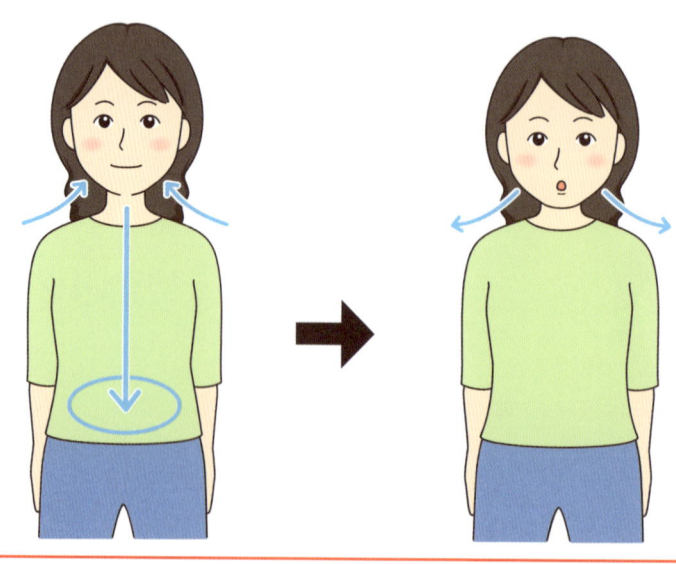

② お腹がふくらむまで鼻から息を吸い、口から息を吐きます。
（努力呼吸）

大声発声練習2　目の前の「あおいさん」

【イメージしてください】
壁から50センチのところに壁に向かってまっすぐに立ちます。
目の前の壁を、目の前にいる人に見立てて「あおいさん、こんにちは」と挨拶してみましょう。

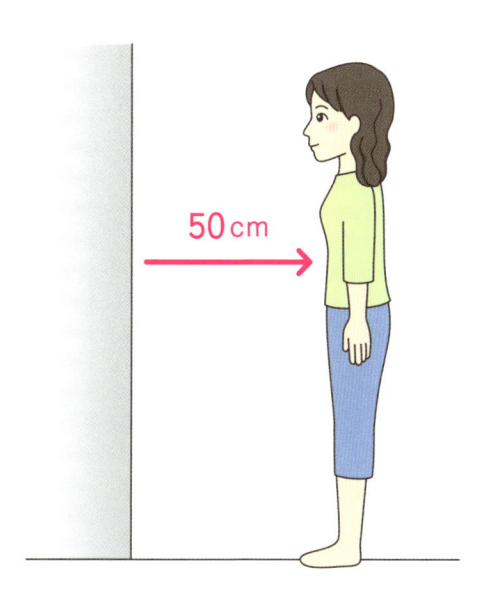

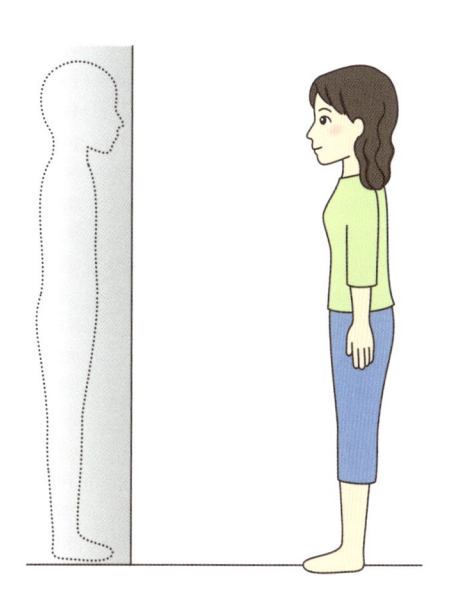

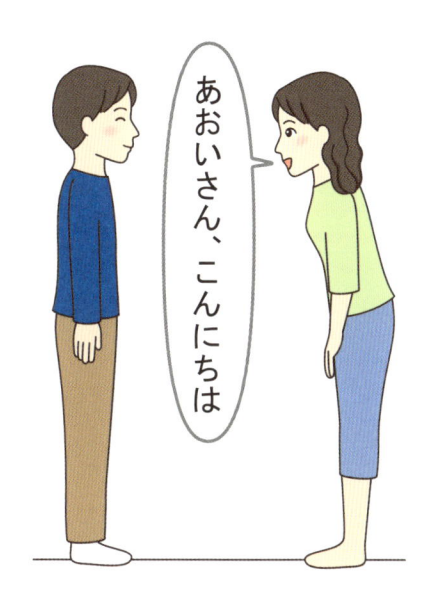

> **アドバイス**
> 一音一音の口の形を意識して声を出してください。

大声発声練習3　部屋に入ってきた「あおいさん」

次に、壁から3メートル離れて立ってください。

【イメージしてください】
部屋に入ってきたあおいさんに向かって「あおいさん、こんにちは」と挨拶してください。

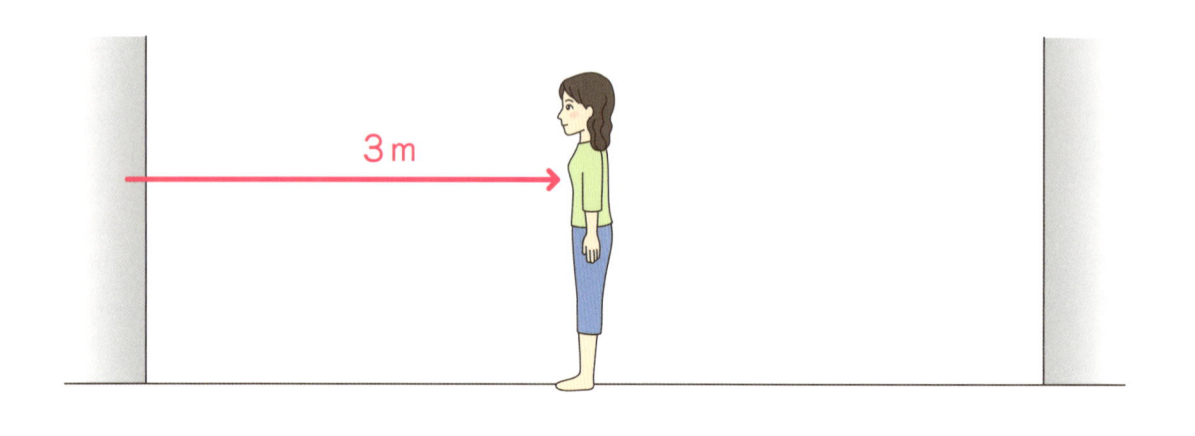

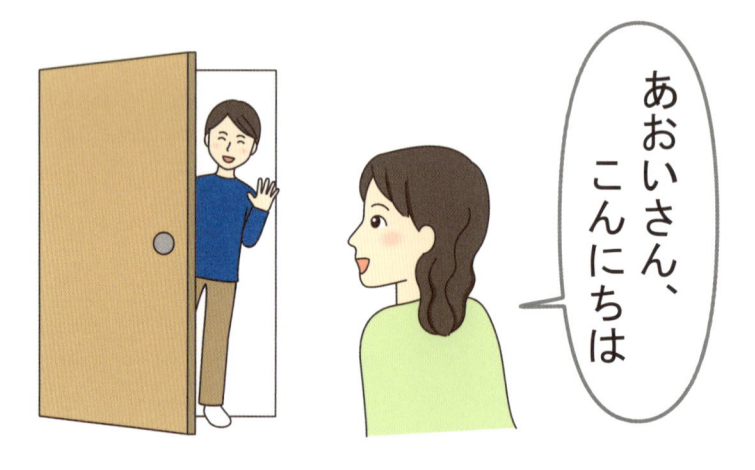

> **アドバイス**
> 一音一音の口の形を意識して声を出してください。

大声発声練習4　玄関にいる「あおいさん」

向かい合っている壁に背中がつくぐらいバックして立ってください。

【イメージしてください】
家の玄関にあおいさんがいます（移動できないときは、イメージするだけでも構いません）。
あおいさんに「あおいさ〜ん！　こんにちは〜」と声をかけてください。

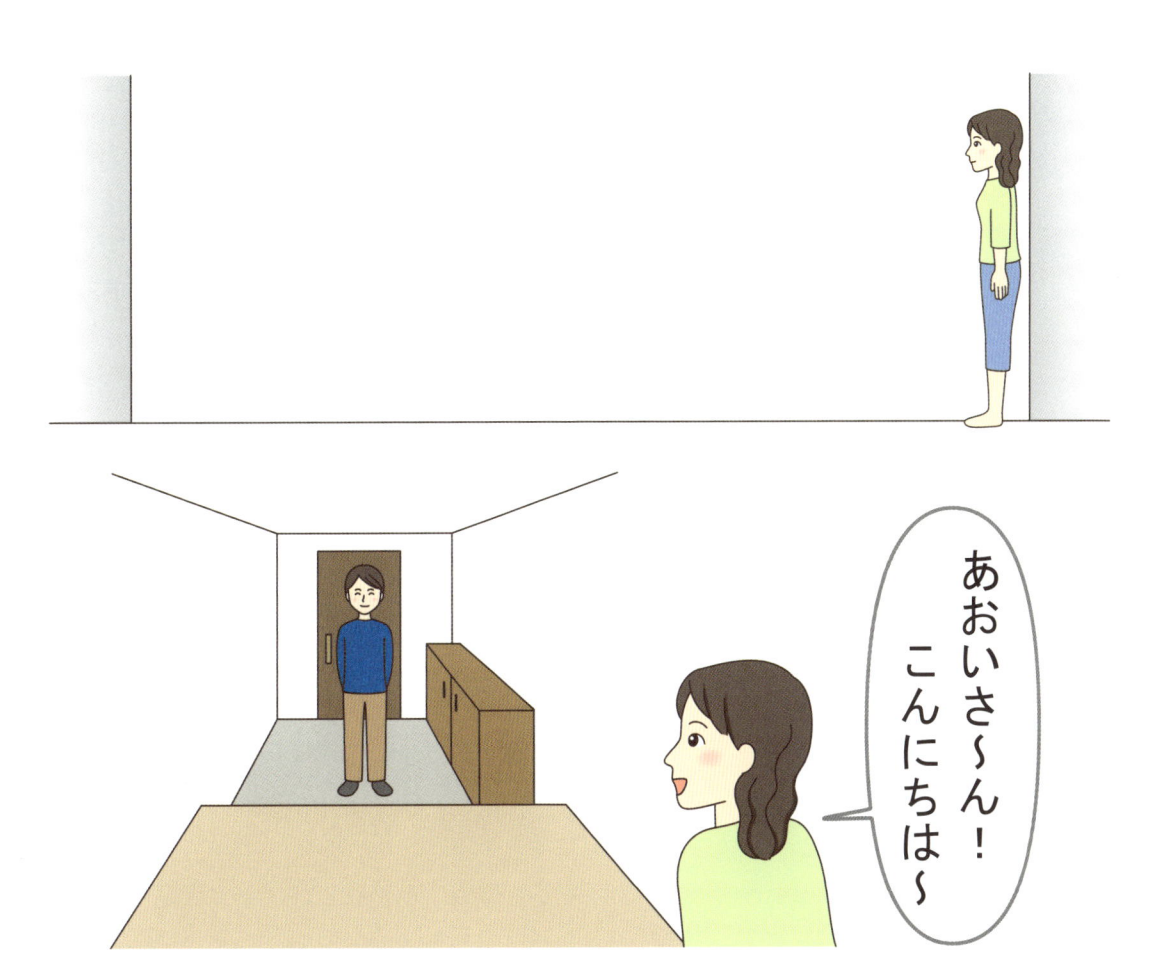

> あおいさ〜ん！　こんにちは〜

アドバイス
呼びかけるとき、「あおいさん」の「さ」(sa) や、「こんにちは」の「は」(wa) を伸ばしてみてください。

大声発声練習5　道の角に立っている「あおいさん」

向かい合っている壁に背中がつくぐらいバックして立っている場所から窓に向かってください。

【イメージしてください】
50メートル先の道の角に立っているあおいさんを見つけました。あおいさんに伝えたいことがあります。声をかけて呼び止めましょう。
手を大きく振りながら、「あ〜お〜い〜さ〜ん！」

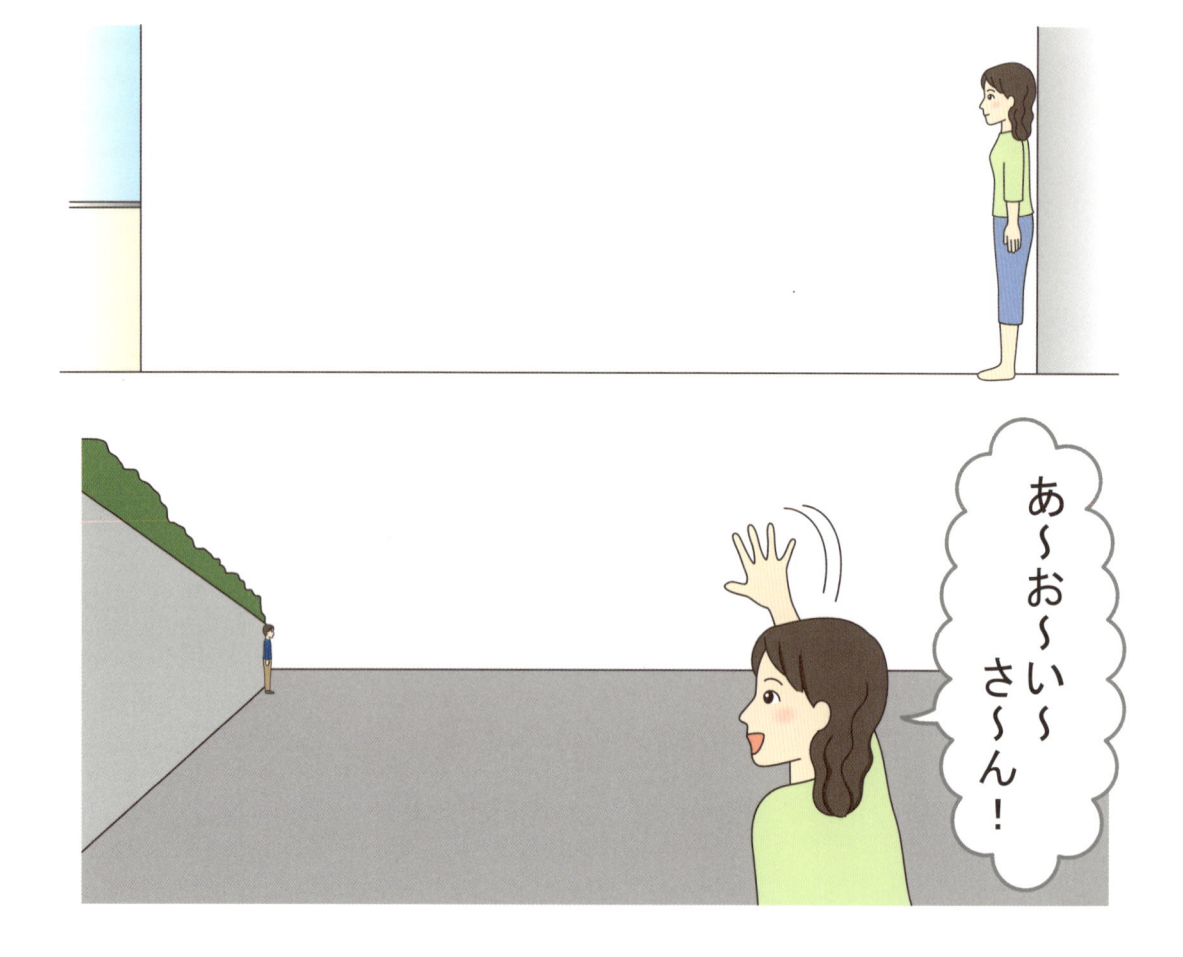

- もし喉がかさかさしてきたら、あなたは胸式呼吸で声帯を痛めています。もう一度、おへその下に手を当てて、鼻から息を吸いお腹が膨らんだことを確認し、お腹がぺしゃんこになるまで息を吐ききりましょう。これを3回繰り返してください。

アドバイス
一語一語を長音にし、ゆっくり発声してみましょう。

大声発声練習6　「あおいさん」と山登り

【イメージしてください】
登山に行きました。頂上に着き、最高に気持ちいい瞬間です。
向こうの山の頂上にあおいさんが見えます。

「あ〜お〜い〜さ〜〜〜〜ん！」

と呼んでみましょう。
　返事が返ってきましたね。

次は
「や〜っほ〜〜〜〜！」

と言ってみましょう。

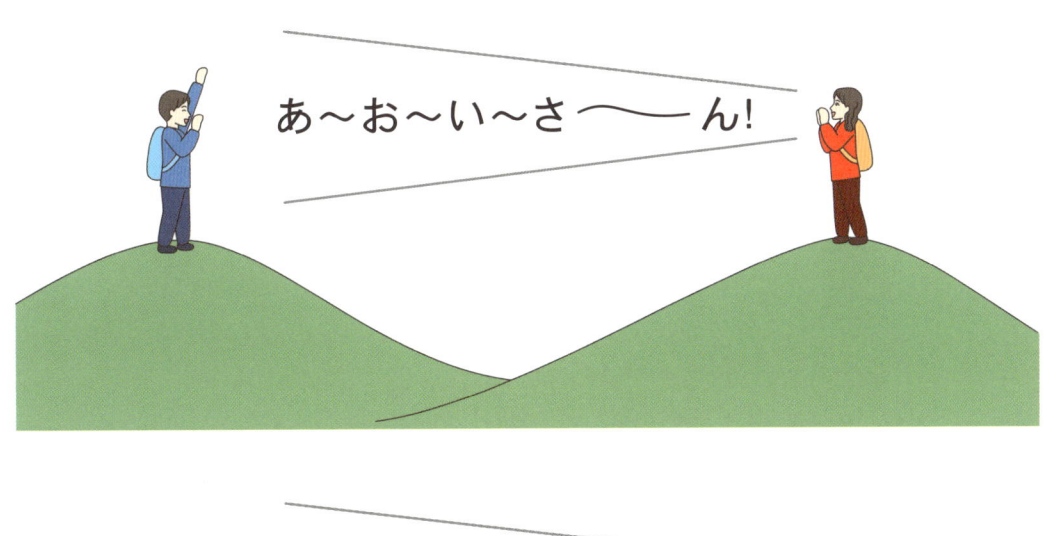

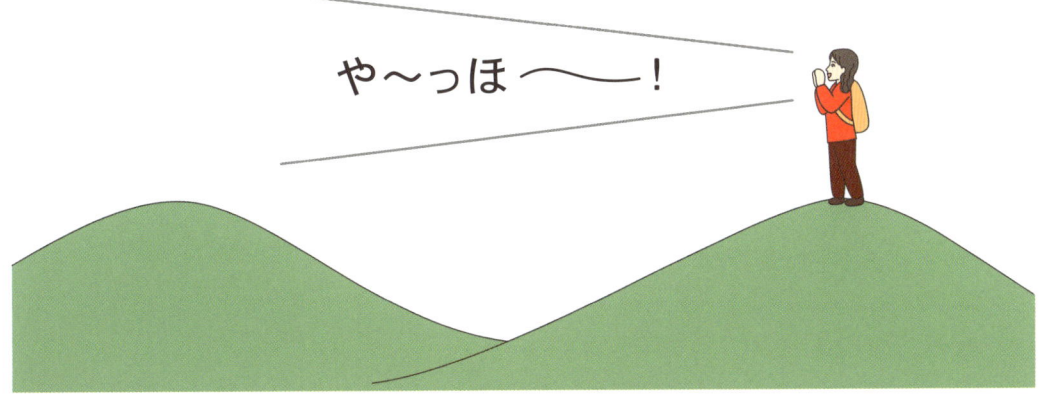

アドバイス
「ほ〜」の息を全て吐ききってください。

大声発声練習7　忘れ物をした「あおいさん」

【イメージしてください】
あおいさんが、テーブルの上にスマートフォンを忘れて立ち上がりました。あおいさんを呼び止めてください。

手を小さく振りながら、
「あおいさんっ！　あおいさんっ！　あおいさんっ！」

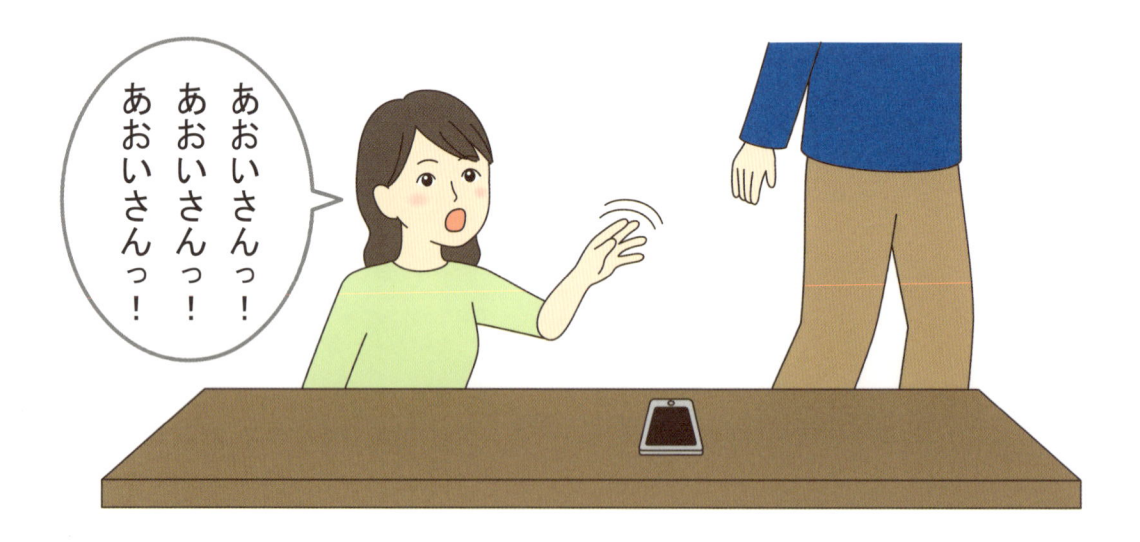

アドバイス
続けて早く言ってみましょう。

小声発声練習　図書館の「あおいさん」

【イメージしてください】
図書館で偶然会ったあおいさんに声をかけてみましょう。
耳元で小さくささやきます。

「あおいさん、こんにちは」

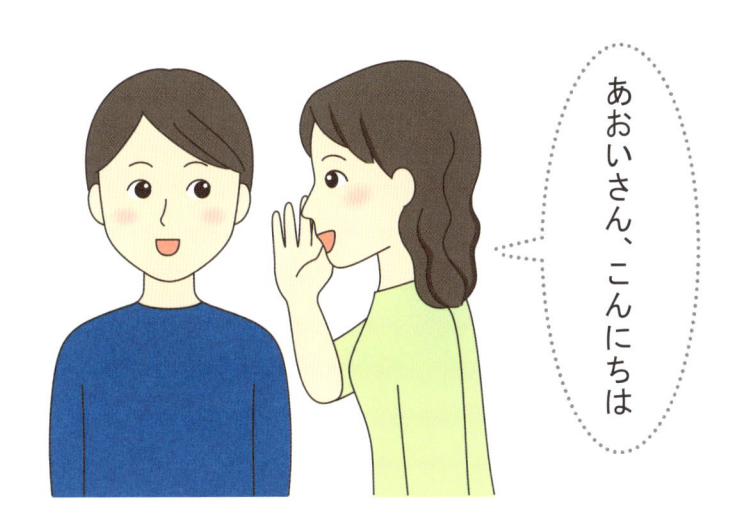

ペアで発声練習1　男同士ペア

男性2人のペアで行ってみましょう。

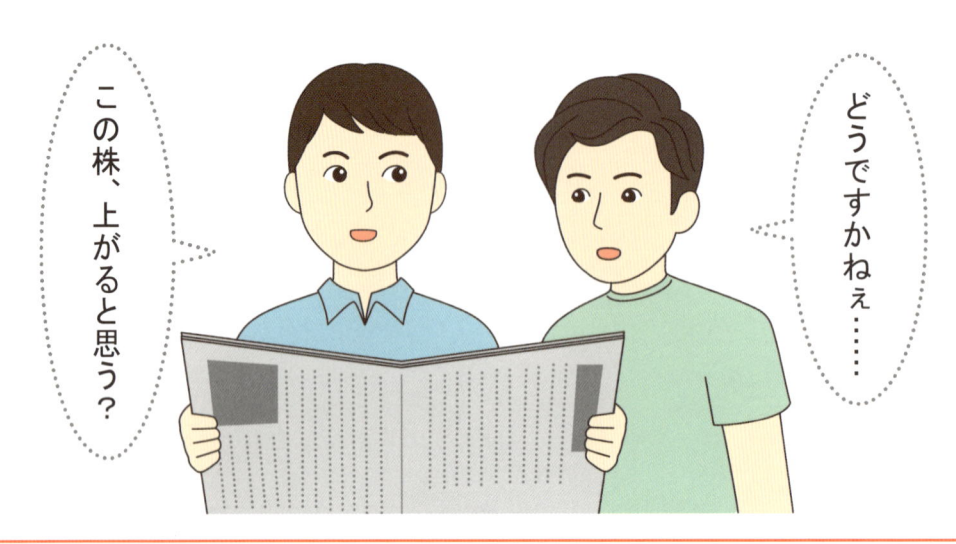

① 新聞を見ながら（ひそひそ声で）。
男1　「この株、上がると思う？」
男2　「どうですかねぇ……」

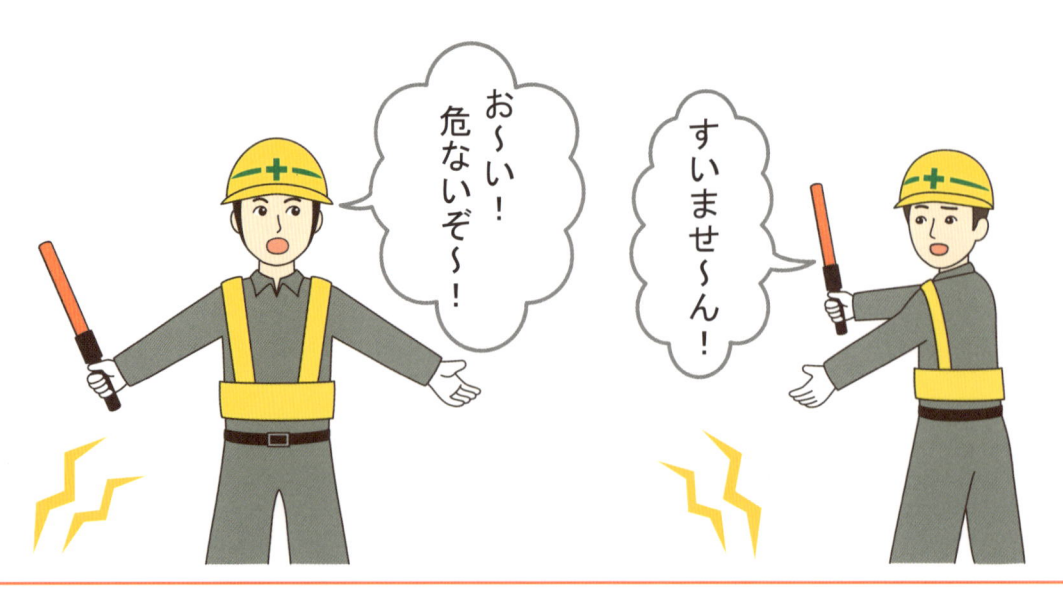

② 工事現場で（大きな声で）。
男1「お〜い！　危ないぞ〜！」
男2「すいませ〜ん！」

ペアで発声練習2　女同士ペア

女性2人のペアで行ってみましょう。

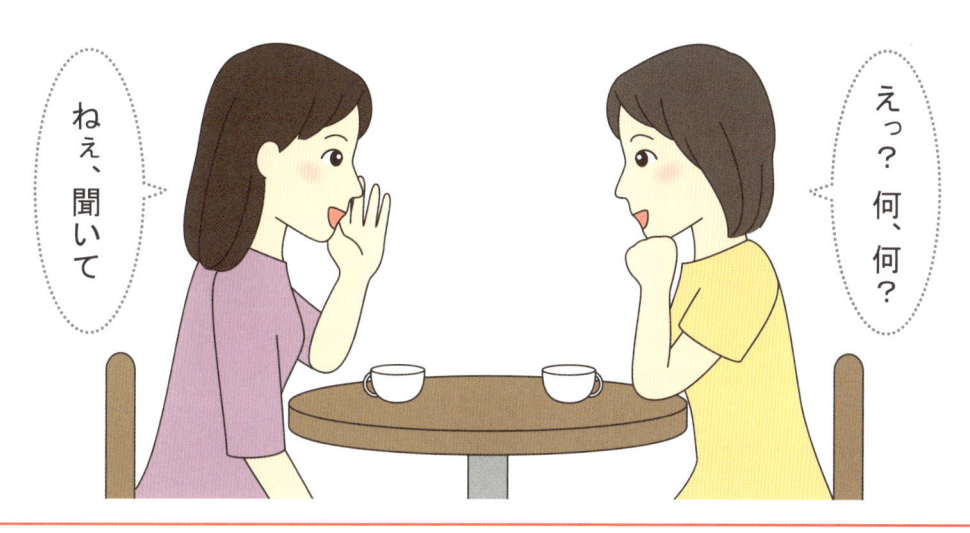

1

カフェで向かい合って、コーヒーを飲みながら（ひそひそ声で）。
女1　「ねえ、聞いて」
女2　「えっ？　何、何？」

2

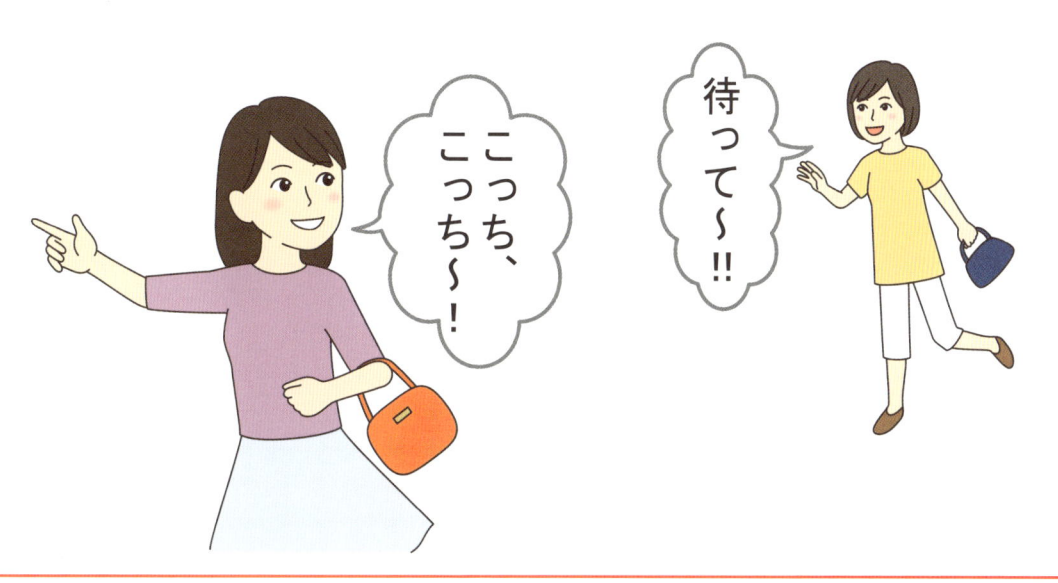

お目当ての店を見つけて、5メートル後ろを歩いている女友達に（大きな声で）。
女1　「こっち、こっち〜！」
女2　「待って〜！！」

ペアで発声練習3　男女ペア

二人一組男女のペアで行ってみましょう。

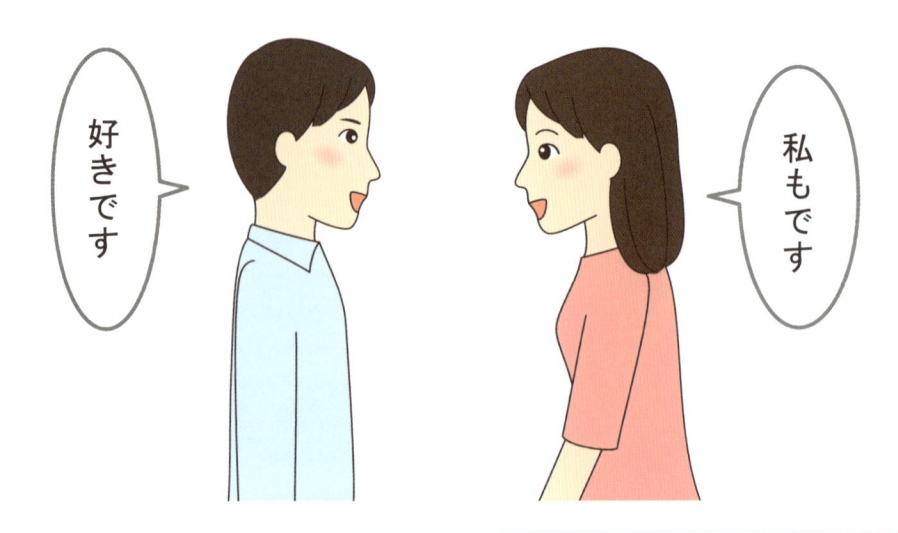

①

向かい合い、見つめ合って。
男 or 女　「好きです」
女 or 男　「私もです」

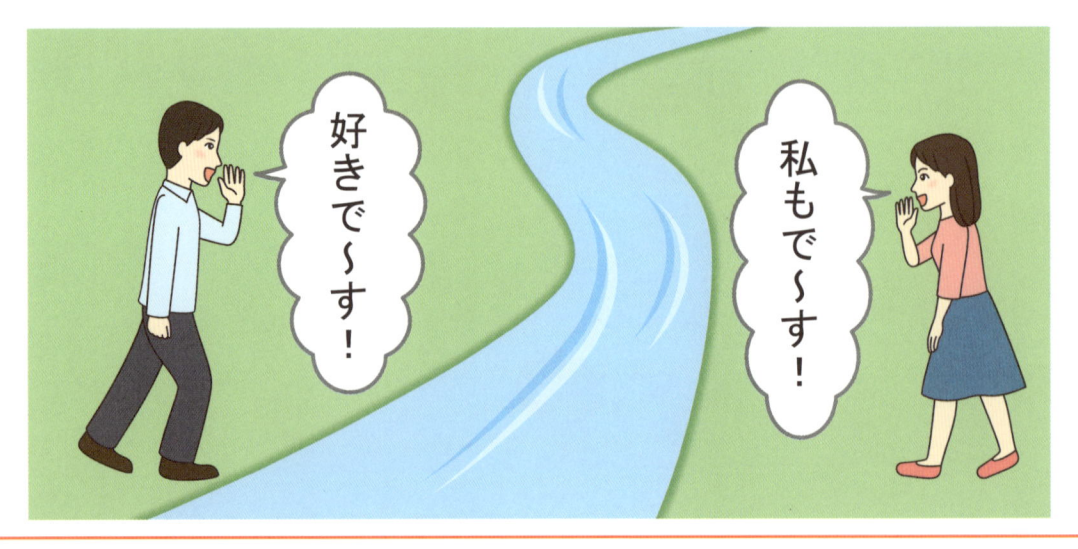

②

川の向こう岸にいる相手に向かって。
男 or 女　「好きで〜す！」
女 or 男　「私もで〜す！」

動作も一緒に思い切り発声 1　　p音

小さな声から大きな声へ

ぴ～～～～～～～ぱ

と言ってみましょう。

動作も一緒につけてみましょう。
立って行っても、座って行っても構いません。
手は動く範囲で行いましょう。

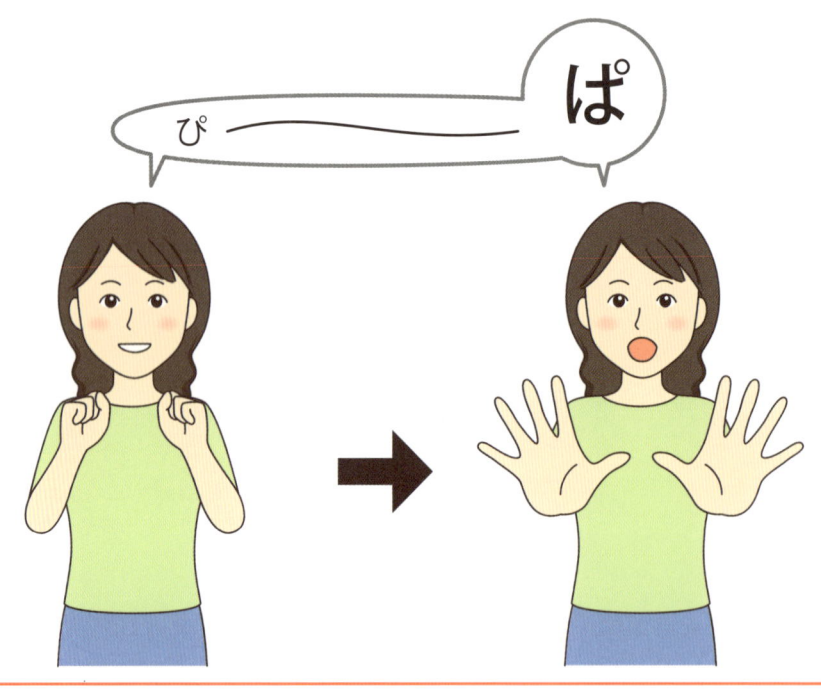

ぴ ——————— ぱ

① 手をギュッとむすんで　前に　ひらきます。

②

ぴ ——— ぱ

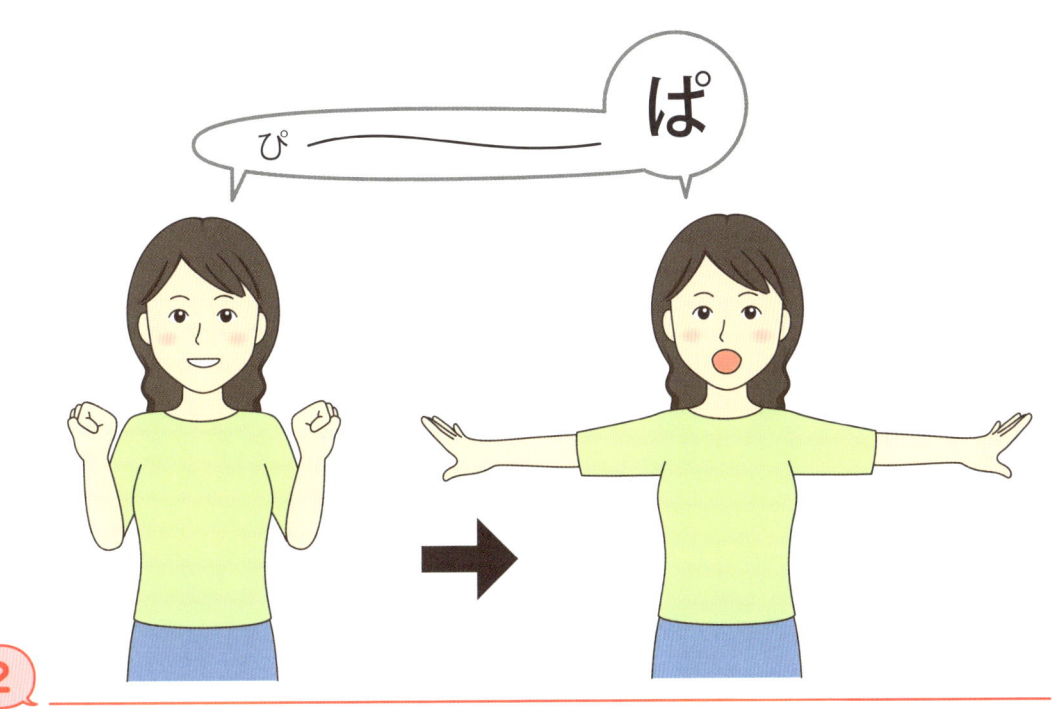

手をギュッとむすんで　横に　ひらきます。

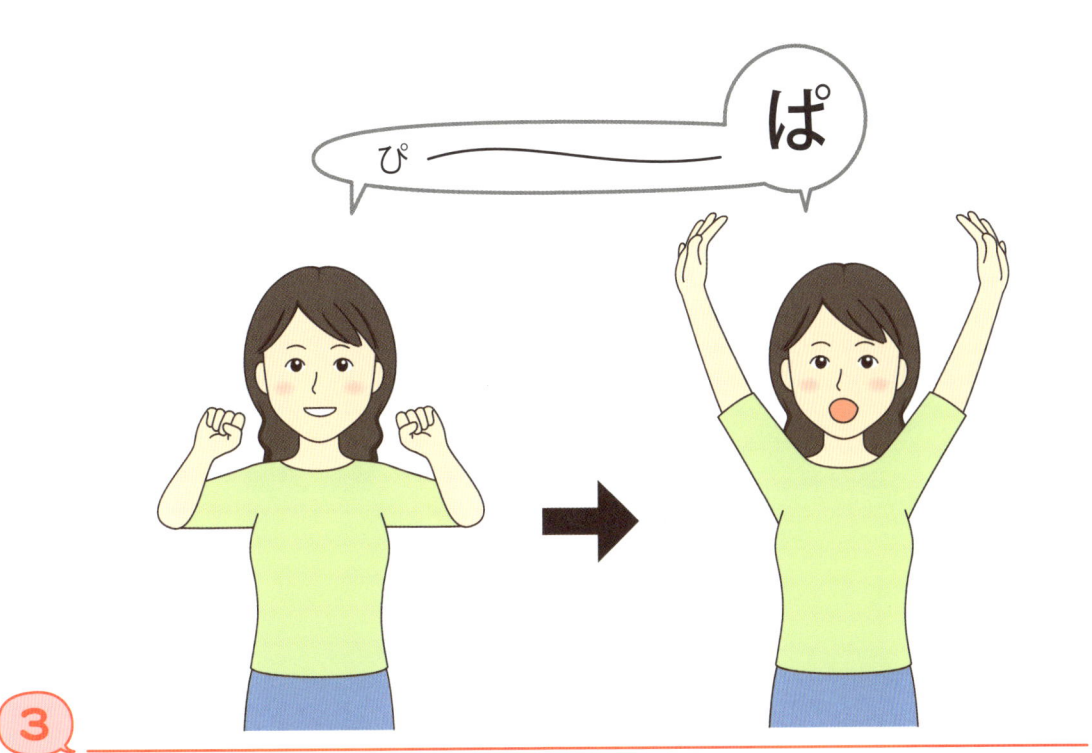

③

ぴ ——— ぱ

手をギュッとむすんで　上に　ひらきます。

動作も一緒に思い切り発声2　k音

小さな声から大きな声へ

き〜〜〜〜〜〜〜きゃ

と言ってみましょう。

動作も一緒につけてみましょう。
立って行っても、座って行っても構いません。
手は動く範囲で行いましょう。

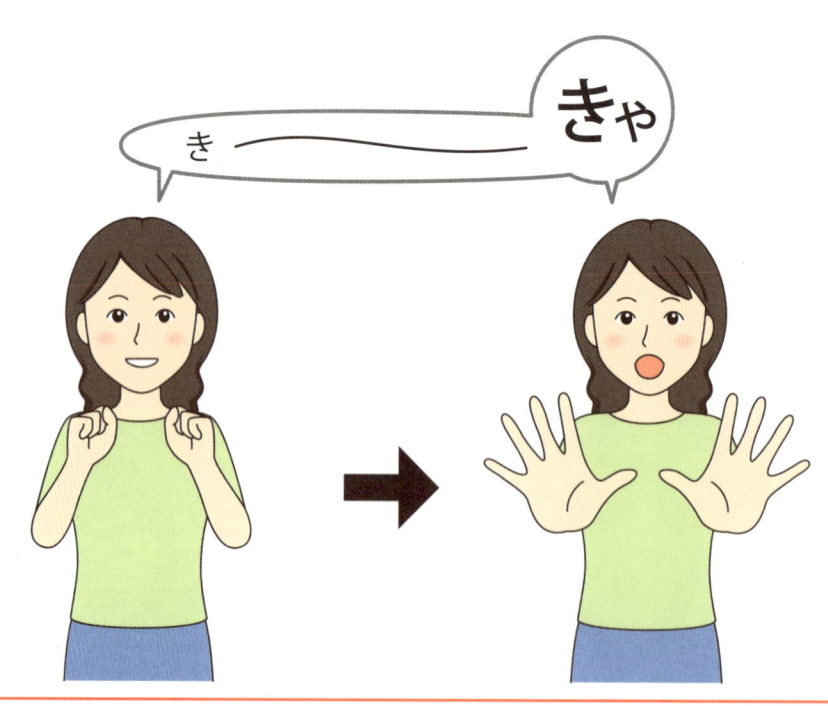

① 手をギュッとむすんで　前に　ひらきます。

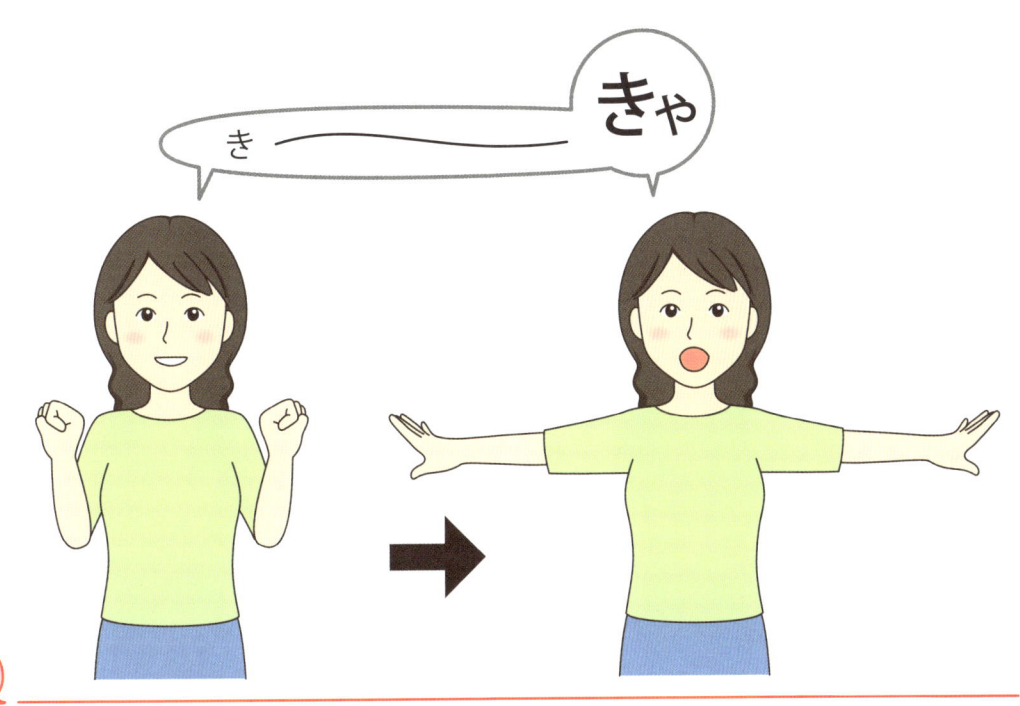

② 手をギュッとむすんで　横に　ひらきます。

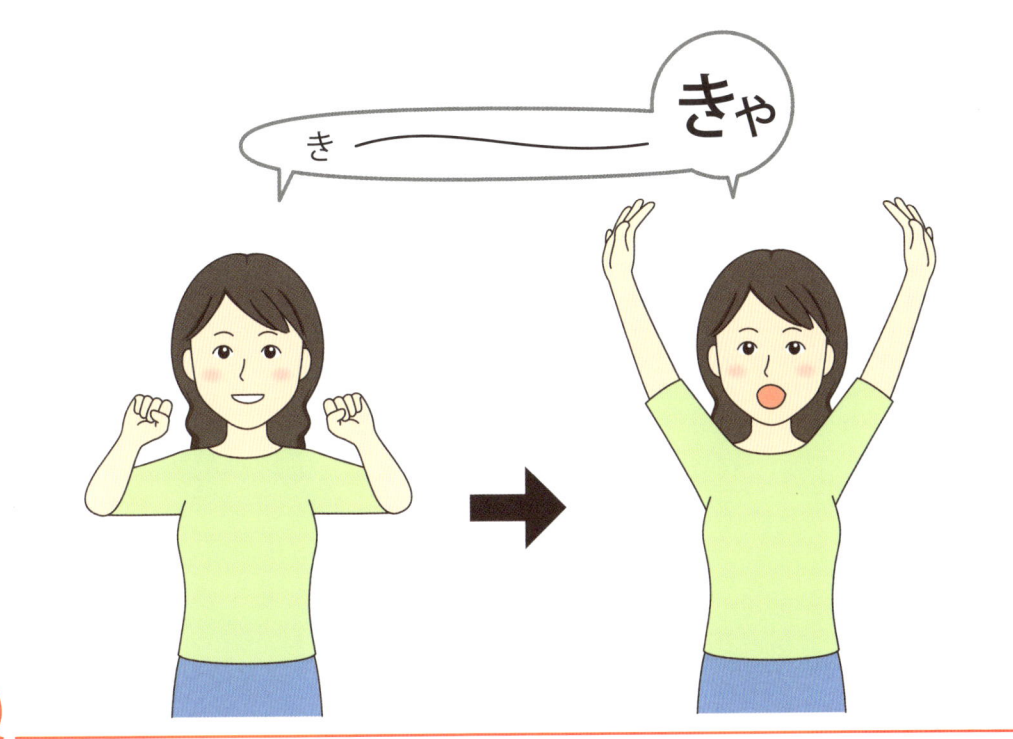

③ 手をギュッとむすんで　上に　ひらきます。

動作も一緒に思い切り発声3　　m音

小さな声から大きな声へ

み〜〜〜〜〜〜〜ま

と言ってみましょう。

動作も一緒につけてみましょう。
立って行っても、座って行っても構いません。
手は動く範囲で行いましょう。

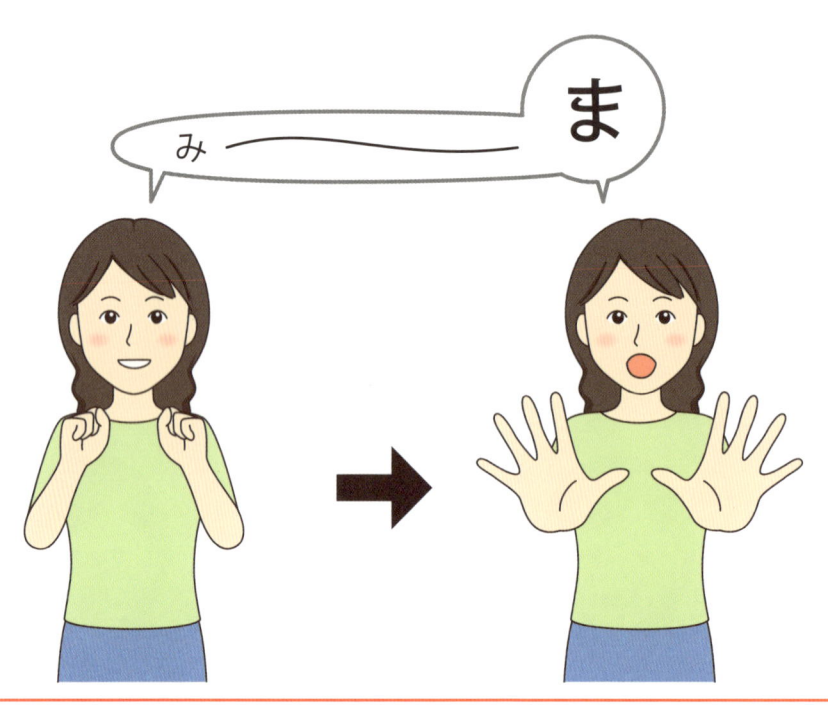

①
手をギュッとむすんで　前に　ひらきます。

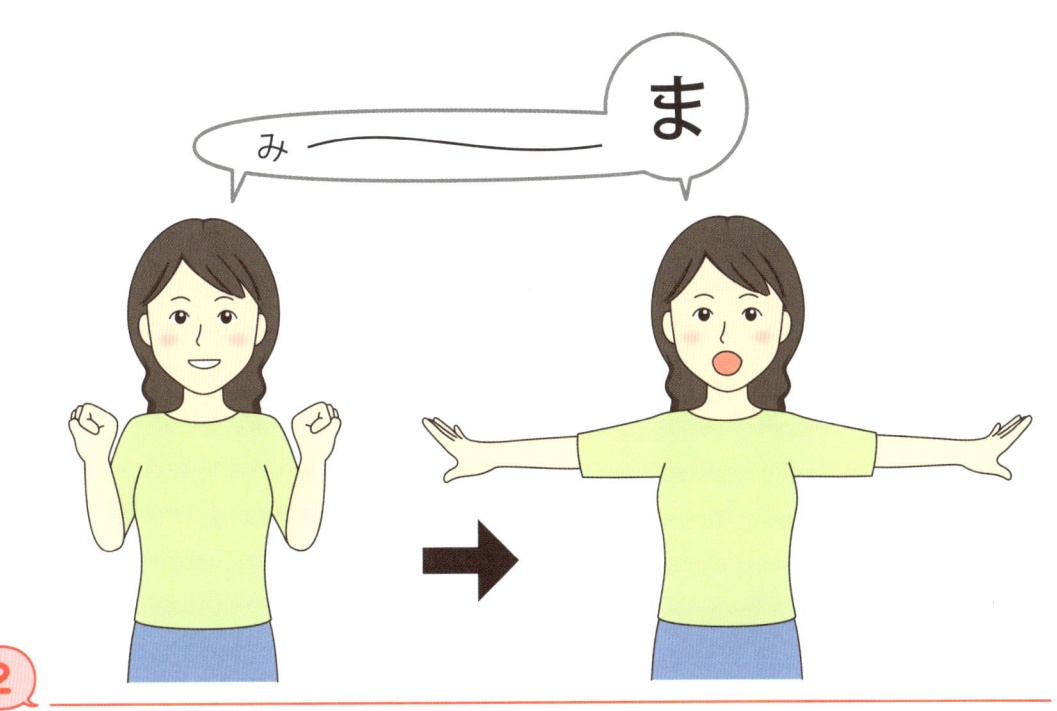

② 手をギュッとむすんで　横に　ひらきます。

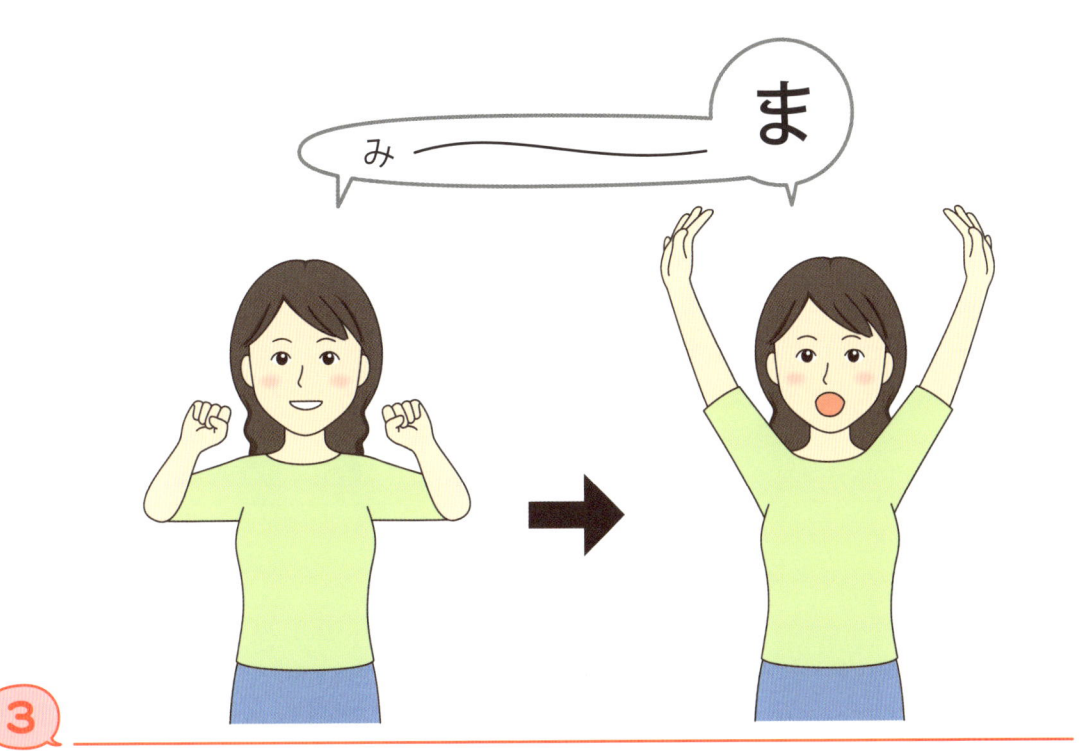

③ 手をギュッとむすんで　上に　ひらきます。

動作も一緒に思い切り発声4　　f音

小さな声から大きな声へ

ふ〜〜〜〜〜〜〜〜**ふあ**

と言ってみましょう。

動作も一緒につけてみましょう。
立って行っても、座って行っても構いません。
手は動く範囲で行いましょう。

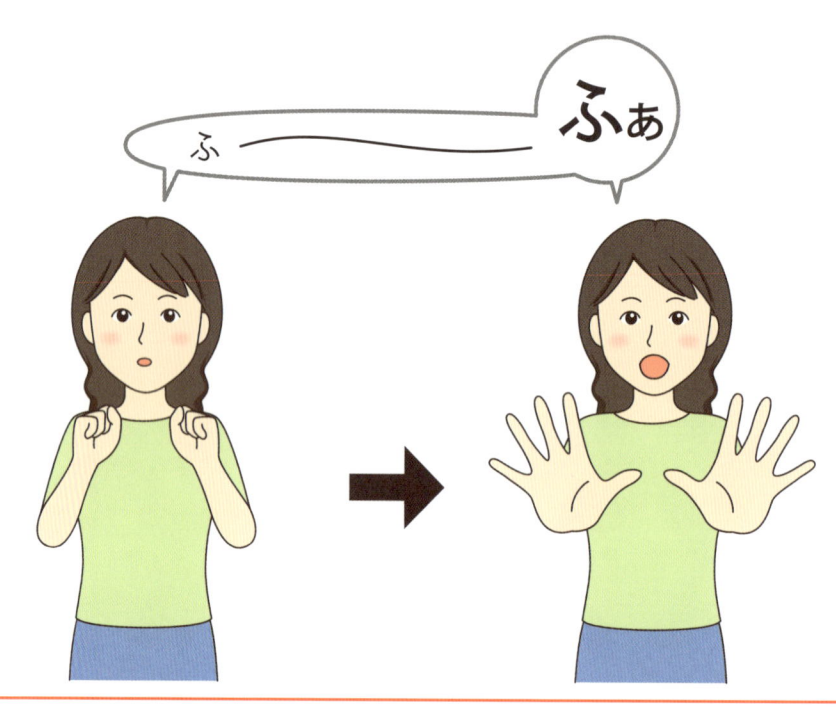

①
手をギュッとむすんで　前に　ひらきます。

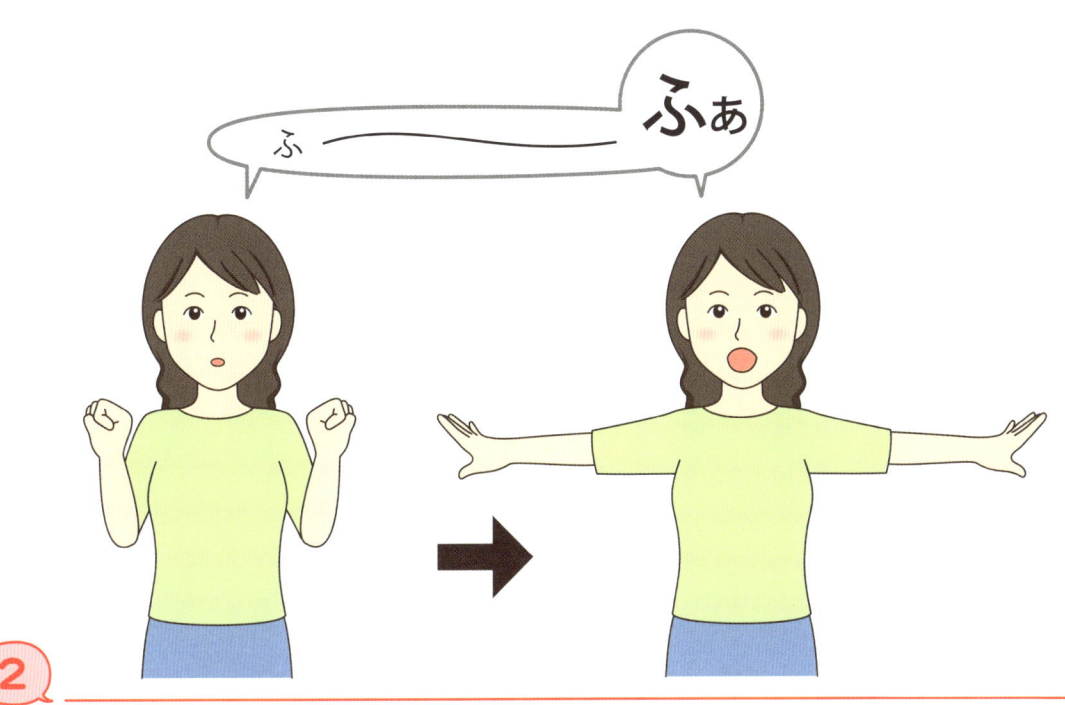

② 手をギュッとむすんで　横に　ひらきます。

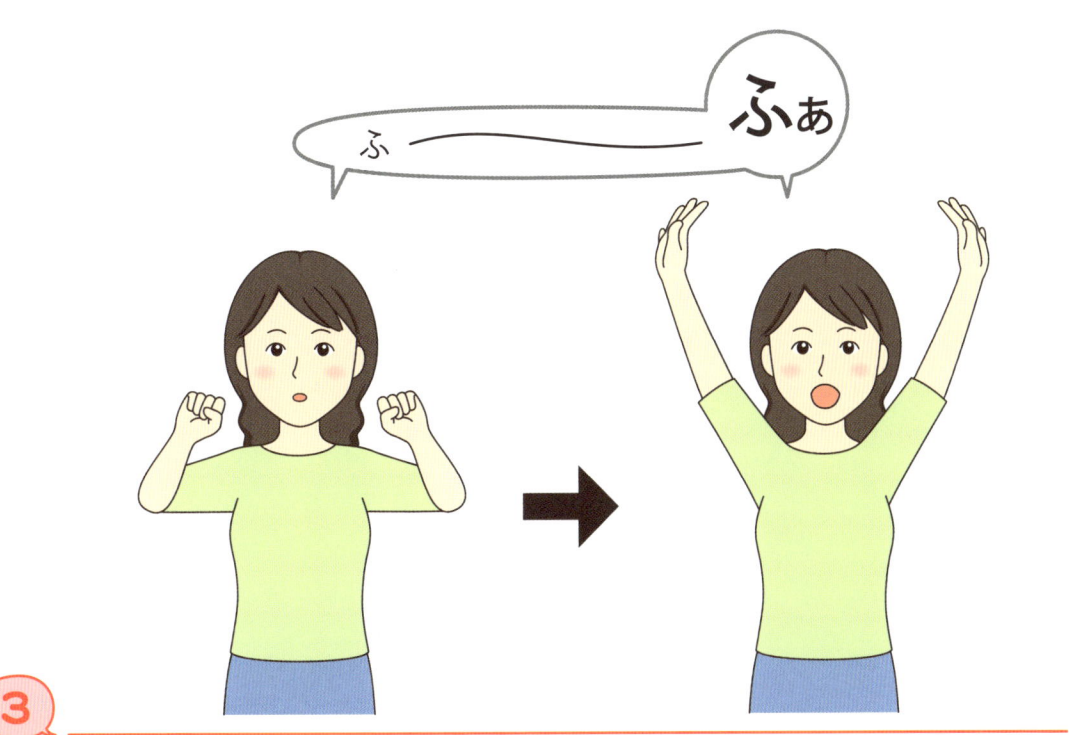

③ 手をギュッとむすんで　上に　ひらきます。

音楽で攻略

　鍵盤ハーモニカは、息を吹き込んで音を鳴らす楽器です。たっぷり息を吸い込み、吐く息を持続させることで自然に腹筋が鍛えられ、肺活量も増えていくことが期待できます。ピアノやエレクトーンを習ったことのある方は、好きな曲の楽譜を見ながら演奏するといいでしょう。初めて鍵盤に触れる人は、ドレミファソラシドのシールを貼って行ってみてください。それでは楽しく音楽スタート！

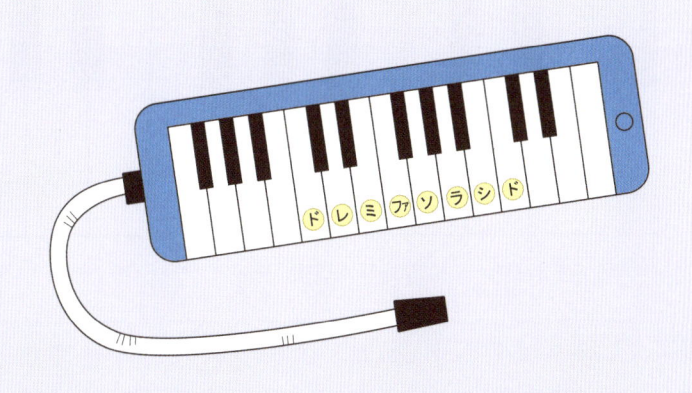

鍵盤ハーモニカでドレミ♪

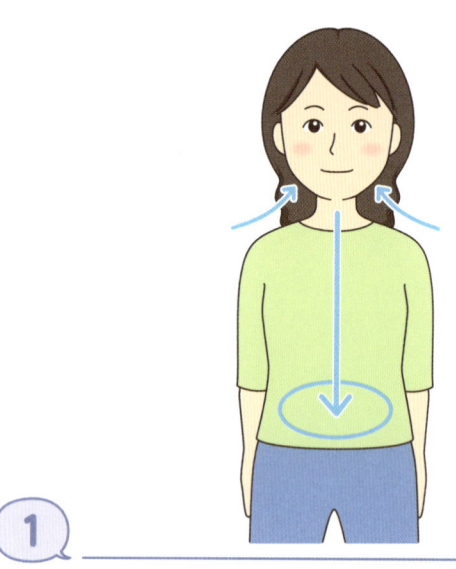

①
腹式呼吸で息をたくさん吸います。

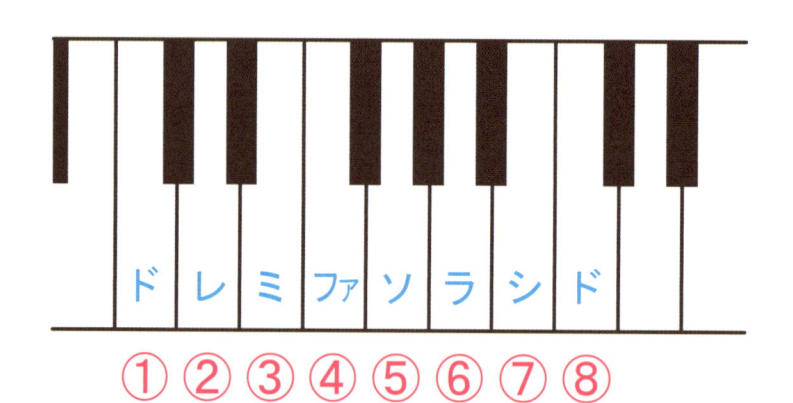

②
ドレミファソラシドをなるべくひと息で弾きます。
1本指で構いません。

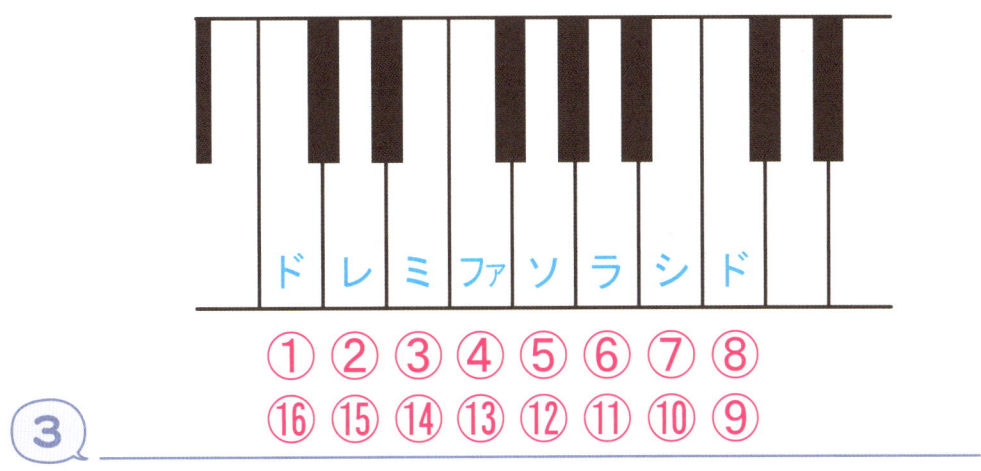

③ ドレミファソラシドドシラソファミレドをひと息で弾きます。

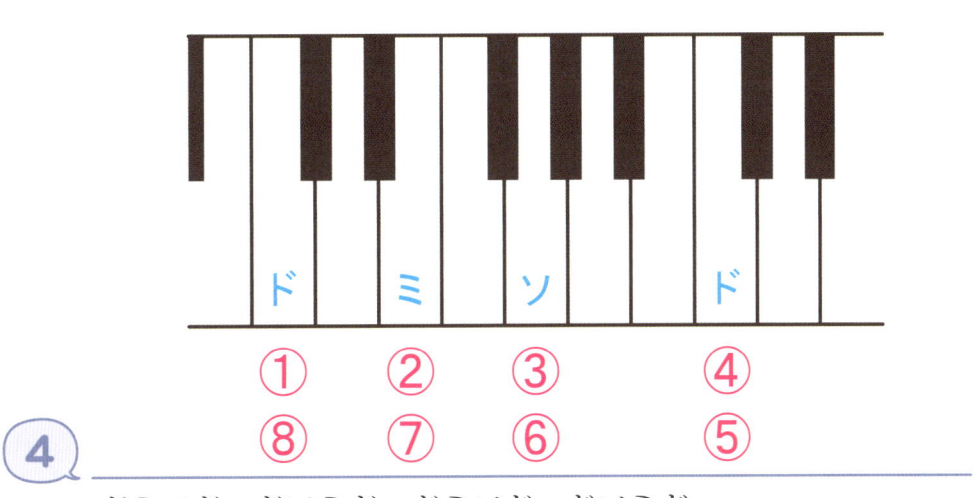

④ ドミソド　ドソミド　ドミソド　ドソミド

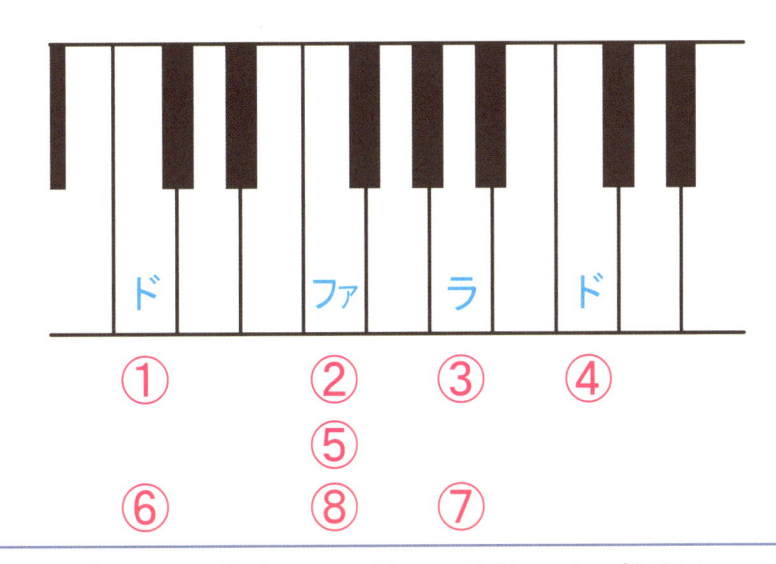

⑤ ドファラド　ファドラファ　ドファラド　ファドラファ

お疲れ様でした！

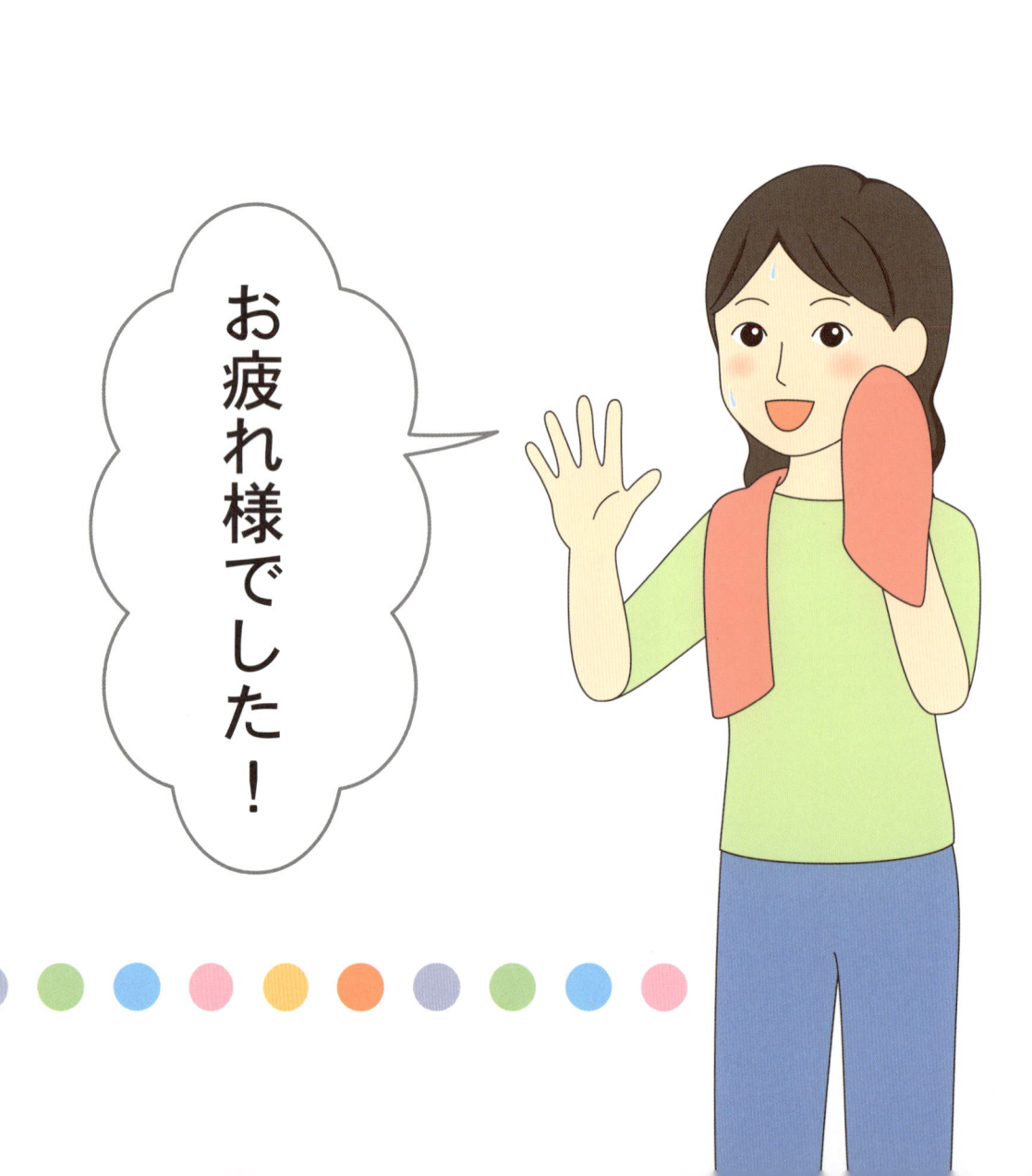

文献一覧

50音順

朝倉日英対照言語学シリーズ　1　言語学入門
西原哲雄　編
朝倉書店　2012

基礎からの日本語音声学
福盛貴弘　著
東京堂出版　2010

言葉と脳と心　失語症とは何か
山鳥 重　著
講談社現代新書　2011

日本の言語学　第2巻　音韻
柴田 武　北村 甫　金田一 春彦　編
大修館書店　1980

脳が言葉を取り戻すとき　失語症のカルテから
佐野 洋子　加藤正弘　著
NHKブックス　1998

脳卒中後遺症に対する　rTMS治療とリハビリテーション
安保 雅博　角田 亘　編著
金原出版　2013

プロが教える　筋肉のしくみ・はたらきパーフェクト事典
石井 直方　監修　荒川 裕志　著
ナツメ社　2012

NHK日本語発音アクセント辞典　新版
NHK放送文化研究所　編
日本放送出版協会　1998

医療従事者の方でこの体操を取り入れたい方や実際に体験してみたい方は、ご連絡いただけると幸いです。

NPO法人 脳梗塞患者と失語症者の自立支援の会
メールアドレス：office@noukousoku.org

待望のシリーズ第2弾！

よくわかる失語症ことばの攻略本 音読編

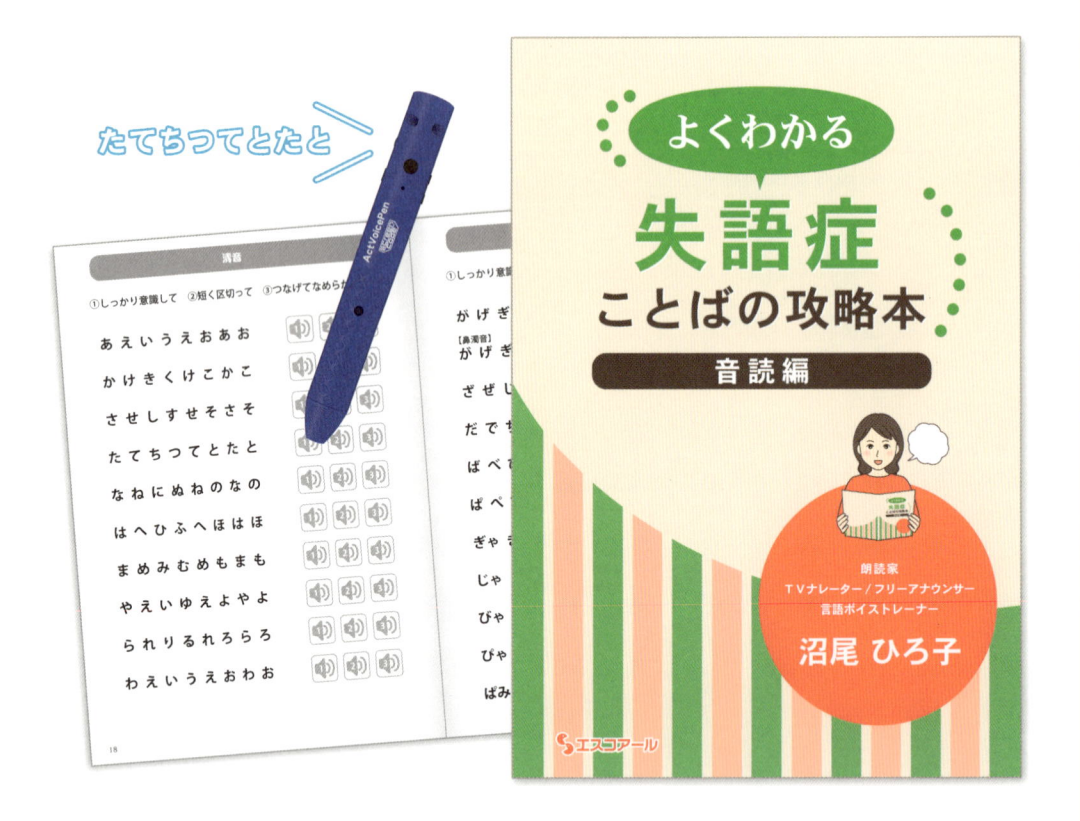

五十音　　アクセント　　表現　　朗読

日常会話に自信を！　声に出して楽しく攻略！

文字や文章を読んで、意味を理解し、相手に伝わる声の出し方や表情豊かな表現を練習することができます。
音声ペン（ActVoicePen）を使用すると、沼尾ひろ子による音声ガイドが再生できます。ペンでマークをタッチするだけの簡単な操作で正しい読み方を確認でき、ガイドに続いて声を出して読んでいくうちに、滑舌の基礎が自然に身につきます。

著：沼尾ひろ子　B5判　92頁　ISBN978-4-900851-84-9　書籍のみ：**1,430円**(10%税込)
音声ペン（ActVoicePen）セット：**11,000円**(10%税込)

失語症になった私から医療の現場で働くみなさんへ38のメッセージ
医療現場でのコミュニケーション

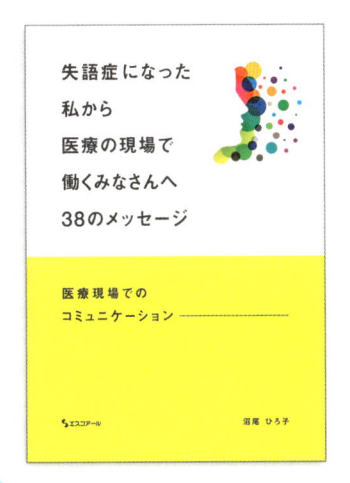

患者の感情 **実際のエピソード** **コミュニケーションテクニック**

場面ごとにわかりやすく解説

突然の脳梗塞から失語症によって全てのコミュニケーション機能を失った中での実体験を元に、くわしく解説。
これから医療に従事する方、今医療の現場にいる方が、失語症患者と接するとき、すぐに役立てることのできるコミュニケーション方法を具体的に紹介しています。

著：沼尾ひろ子　A5判　198頁　ISBN978-4-900851-96-2　**2,200円**（10%税込）

音でわかってすぐに使える　失語症ことばの手帳

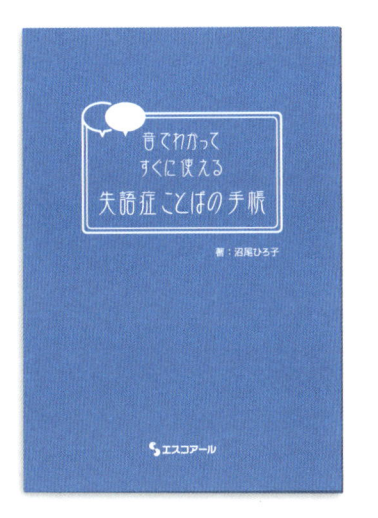

音声ペンと**これ1冊**で
言語訓練もコミュニケーションも！

挨拶や感情といった日常生活でよく使う様々なフレーズ、外出時に使えるもの、災害や事故、病気といった、いざというときのためのフレーズを厳選しています。
鞄に入れて携行しやすいサイズで、いつでもどこでもトレーニングでき、いざというときには音声ペンがあなたの代わりに言葉を伝えます。

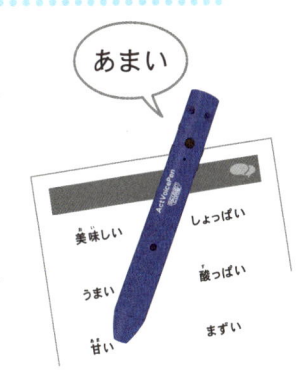

「あまい」

著：沼尾ひろ子　A5判バインダー綴じ　86頁　ISBN978-4-900851-91-7
書籍のみ：**3,080円**（10%税込）
音声ペン（ActVoicePen）セット：**12,320円**（10%税込）

音声ペン（ActVoicePen）の詳細は、エスコアールのホームページでご確認ください → **https://escor.co.jp**

よくわかる失語症ことばの攻略本　－ことば体操編－

2016 年　6 月 15 日　初版第 1 刷　発行
2021 年　6 月　1 日　初版第 2 刷　発行

著　者　沼尾ひろ子
発行者　鈴木峰貴
発行所　株式会社エスコアール　千葉県木更津市畑沢 2-36-3
電　話　0438-30-3090　FAX　0438-30-3091
　　　　URL　https://escor.co.jp
印刷所　株式会社明正社

©Hiroko Numao 2016　ISBN978-4-900851-83-2
落丁・乱丁本はエスコアールにてお取り替えいたします。
内容の一部または全てを許可無く複製・転載することを禁止します。